CONTRIBUTION A L'ÉTUDE

DU TRAITEMENT

DE LA

PLEURÉSIE FRANCHE AIGUË

PAR

M. DE GOUYON

Docteur en médecine de la Faculté de Paris,

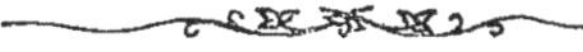

PARIS

A. PARENT, IMPRIMEUR DE LA FACULTÉ DE MÉDECINE

A. DAVY, successeur

31, RUE MONSIEUR-LE-PRINCE, 31

1882

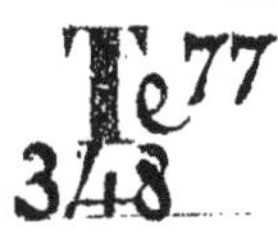

CONTRIBUTION A L'ETUDE

DU TRAITEMENT

DE LA

PLEURÉSIE FRANCHE AIGUE

CONTRIBUTION A L'ÉTUDE

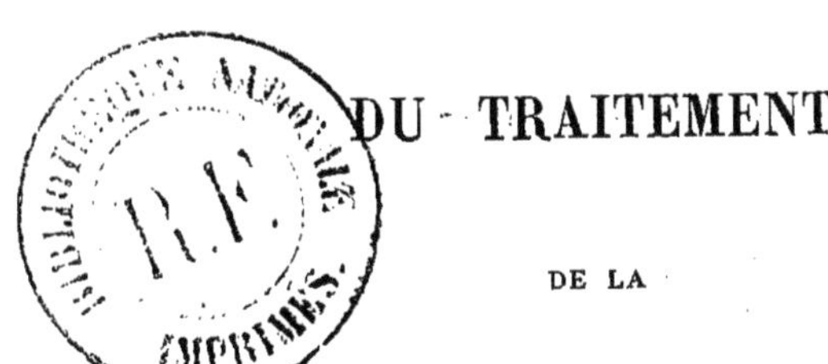

DU TRAITEMENT

DE LA

PLEURÉSIE FRANCHE AIGUË

PAR

M. DE GOUYON

Docteur en médecine de la Faculté de Paris.

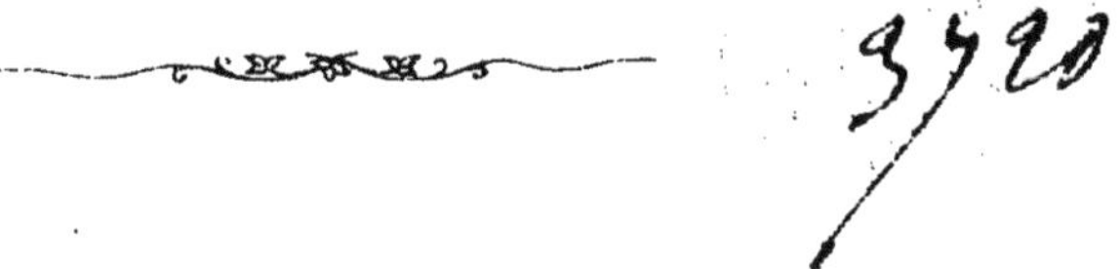

PARIS

A. PARENT, IMPRIMEUR DE LA FACULTÉ DE MÉDECINE

A. DAVY, successeur

31, RUE MONSIEUR-LE-PRINCE, 31

1882

CONTRIBUTION A L'ÉTUDE

DU TRAITEMENT

DE LA

PLEURÉSIE FRANCHE AIGUE

INTRODUCTION.

Pendant notre passage dans les hôpitaux maritimes, il nous a été permis d'observer un grand nombre de pleurétiques : la population qui alimente ces hôpitaux est surtout composée, en effet, d'individus jeunes, vigoureux, fréquemment exposés aux refroidissements et comme tels particulièrement prédisposés aux affections thoraciques aiguës. Nous avons vu diriger contre la pleurésie franche aiguë les traitements les plus divers, expectation, régime arabique, mercuriaux, révulsifs, antiphlogistiques, ponctions précoces et tardives, et après avoir observé leurs résultats, sans parti pris, avec l'éclectisme qui doit guider quiconque tient à se faire une opinion personnelle dans toute discussion scientifique, nous donnons la préférence à celui qui a été préconisé par M. le professeur Peter, à savoir : les antiphlogistiques au début de la maladie, la ponction quand, la fièvre étant tombée et l'action des révulsifs épuisée, il n'y a plus lieu d'attendre la résorption spontanée du liquide, la ponction précoce dans les cas d'épanchement très abondant. Nous ne pensions point à faire de ce traitement de la pleurésie le sujet de notre thèse inaugurale, sans quoi il nous eût été facile de recueillir de nombreuses preuves à l'appui de notre assertion. Néanmoins, dans le court espace de temps que les exigences du service maritime nous ont laissé pour la préparation de notre thèse, nous avons pu réunir des observations très probantes et encore inédites. Ces observations, jointes à d'autres qui nous sont personnelles et qui ont trait à des modes de traitement à peu près inconnus dans les hôpitaux de Paris, le régime arabique, par exemple, ou à peu près exclusivement employés à l'étranger, comme le traitement mercuriel, donneront, nous l'espérons, quelque intérêt à notre travail.

Pour limiter notre sujet, nous nous occuperons exclusivement du traitement de la pleurésie franche aiguë.

Qu'il nous soit permis, avant de commencer, de présenter à M. le professeur Peter, nos respectueux remerciements pour l'honneur qu'il a bien voulu nous faire, en acceptant la présidence de cette thèse.

Nous remercions M. Corre, médecin agrégé à l'école de médecine navale de Brest, et M. Kirchberg, professeur à l'école de médecine de Nantes, des renseignements qu'ils ont bien voulu nous fournir.

Nous tenons à remercier aussi notre excellent ami Achille Malecot, interne des hôpitaux, pour la bienveillance qu'il a mis à nous montrer les pleurétiques de son service, et à nous communiquer plusieurs observations à l'appui de notre thèse.

Des différentes méthodes usitées dans le traitement de la pleurésie franche aiguë.

Dans le traitement rationnel de la pleurésie on doit tenir compte de deux faits essentiels : 1° l'acte morbide qui constitue la phlegmasie pleurale ; 2° l'épanchement qui en est le produit. Pour arriver à enrayer ou à modérer l'inflammation pleurale, pour faciliter la résorption de l'épanchement, de nombreux moyens ont été préconisés. On peut les diviser en deux ordres : les moyens généraux, qui agissent en modifiant l'état général du malade ; les moyens locaux qui produisent au niveau de la plèvre une révulsion plus ou moins énergique ou agissent directement sur son contenu. Nous savons que cette division est un peu arbitraire, car plusieurs d'entre ces moyens locaux exercent en même temps une action générale, mais, toute imparfaite qu'elle est, cette classification a le très grand avantage de rendre plus facile l'exposition du sujet. Souvent aussi les deux méthodes de traitement sont associées ; alors la médication est mixte.

A. — Moyens généraux.

Ils sont nombreux. On a conseillé tour à tour les diurétiques, les purgatifs, les sudorifiques, les mercuriaux, les antiphlogistiques ; l'expectation même, le régime arabique, qui n'est, en réalité, qu'une variété d'expectation, ont eu aussi leurs partisans. Etudions les résultats fournis par chacune de ces méthodes.

A. *Expectation.* — Un certain nombre de médecins, frappés de ce fait, que des épanchements peu abondants disparaissaient parfois spontanément, ont cru devoir laisser à la nature le soin de guérir leurs malades, et ont conseillé l'expectation. Si les symptômes sont légers, dit Van Swieten, la résolution simple peut avoir lieu spontanément, et dans ces cas « la meilleure médecine est de n'en faire aucune. » Mais c'est là une recommandation dangereuse : l'épanchement peut s'accroître subitement, et la thoracentèse deviendra la seule ressource rationnelle qu'il conviendra de lui opposer. Van Swieten lui-même le comprenait si bien, qu'il recommande de surveiller avec soin un tel malade, et il entoure de si grandes restrictions le précepte cité plus haut, que les cas dans lesquels il doit être suivi sont exceptionnels et ne peuvent entrer en ligne de compte dans la pratique ordinaire. A la moindre aggravation des symptômes, il faudra immédiatement recourir aux émissions sanguines qui constituent pour lui le traitement le plus efficace de la pleurésie.

Les phénomènes regardés comme des crises salutaires, les évacuations spontanées par la peau, le rein ou les intestins, sont peu fréquentes, en effet, et elles ne suffisent que rarement à amener la résolution de l'épanchement. « De nos jours, à Paris, dit M. le professeur Peter, on abandonne trop volontiers le pleurétique à lui-même, on laisse trop platoniquement l'épanchement s'opérer, on néglige trop les émissions sanguines.... C'est par leur abstention systématique que les médecins de nos jours sont arrivés à ce glorieux résultat de transformer une affection médicale en affection chirurgicale. » En effet, la pleurésie regardée aujourd'hui comme une maladie grave était considérée, il y a quelques années, comme une affection légère. L'appréciation de Grisolle ne peut laisser aucun doute à cet égard : « La pleurésie simple, chez un individu jusque-là bien portant, se termine toujours par guérison. » Valleix exprime la même opinion et fournit, à l'appui de son assertion, une statistique de 48 cas de pleurésie ; 34 ont évolué chez des sujets sains, la guérison a été constante ; les 14 autres cas ont fourni 12 morts, mais il s'agissait de pleurésies secondaires ou affectant des sujets tuberculeux. Mais tout en regardant la pleurésie franche aiguë comme généralement bénigne, ces illustres praticiens la combattaient par des moyens rationnels et puissants. Les faits suivants montrent toute la justesse de cette opinion :

Observation I (inédite et communiquée par M. Malécot, interne des hôpitaux).

Pleurésie méconnue datant de deux mois. Epanchement considérable ; menaces de suffocation. Thoracentèse.

R..., 50 ans, facteur rural, demeurant à C... (Yonne), vient nous trouver le 8 mai 1882 à l'hôpital de la Charité.

C'est un homme robuste, qui a toujours habité la campagne où il exerce le métier de facteur. Il jouit habituellement d'une excellente santé, fait chaque jour une marche de 30 kilomètres en moyenne, mais se livre à quelques excès alcooliques.

Il y a deux mois, à la suite d'un refroidissement, il a eté pris brusquement à 10 heures du soir d'un frisson violent suivi de fièvre et de point de côté. Un médecin appelé déclara qu'il s'agissait « d'une simple bronchite » et prescrivit l'application d'un vésicatoire. Quelques jours plus tard, les phénomènes aigus s'amendaient, mais le malade conservait néanmoins une oppression marquée. Le médeein parla encore de bronchite et recommanda la simple expectation. A dater de ce moment, l'oppression s'accentua. Cet homme vigoureux et très énergique voulut néanmoins reprendre son travail, mais ce ne fut qu'au prix des plus vives souffrances. « Il était obligé, dit-il, de s'arrêter et de s'asseoir quand il avait parcouru 100 mètres à peine et par moments même il se sentait si oppressé qu'il « avait peur d'étouffer subitement. » C'est dans ces conditions qu'il se décide à venir à Paris.

Nous constatons alors tous les signes d'une pleurésie gauche avec épanchement très abondant. La respiration est abolie dans toute la ligne axillaire presque jusqu'au-dessous de la clavicule et jusqu'à la fosse sus-épineuse; dans tous ces points, matité absolue, absence de vibrations thoraciques, broncho-égophonie. Il existe même un léger degré d'œdème de la paroi thoracique ; les bruits du cœur sont sourds et la pointe est déviée en dedans de la ligne mammaire.

Nous engageons vivement ce malade à entrer dans le service de notre excellent maître, M. Féréol, mais il s'y refuse énergiquement. Le lendemain, nous sommes mandé en toute hâte auprès de lui, et nous constatons qu'il est menacé d'une suffocatiou imminente : la voix est éteinte, le pouls misérable, les bruits du cœur à peine perceptibles, la face est cyanosée. Nous pratiquons aussitôt la thoracentèse et nous retirons 1,400 grammes d'une sérosité citrine, déjà louche, mais non encore purulente. Craignant un déplissement trop rapide du poumon, nous arrêtons l'écoulement du liquide dès les premières quintes de toux. Lait; potion avec 15 gouttes de digitale.

Le soir et le lendemain, amélioration considérable : respiration facile, pas de fièvre. Le pouls est plein, les bruits du cœur s'entendent facilement. Le malade ressent un tel soulagement qu'il reste levé toute la journée, malgré la défense qui lui avait été faite.

Le surlendemain, il a quelques frissons, un peu de fièvre et d'oppression. Il se décide alors à entrer à l'hopital, service de M. Féréol, salle Saint-Ferdinand, n° 1. L'épanchement s'est reproduit en grande partie.

Observations II et III (Peter, Leçons de clinique médicale).

Deux cas de pleurésie aiguë traités par l'expectation; aggravation des accidents; purulence de l'épanchement. Mort.

Un jour, un médecin de la ville, qui n'osait pas faire la ponction de la poitrine, avait envoyé à l'hôpital, pour y être opéré, un jeune garçon de 8 ans. L'enfant avait tout le côté gauche du thorax rempli de liquide. Nonobstant l'urgence, l'opération ne fut pas faite, on se contenta d'appliquer de la teinture d'iode sur la poitrine. Le pauvre petit avait de la fièvre, il était fort oppressé; il ne quittait pas son lit; néanmoins on ne voulait pas toujours l'opérer. La nature se chargea de le faire, mais assez mal; la paroi thoracique se rompit à la partie antérieure du deuxième espace intercostal; du pus s'écoula en abondance, mais la rupture s'était faite trop haut, de sorte que l'écoulement par la plaie, qui resta fistuleuse, ne déversait au dehors que le trop plein du kyste pleural: c'était comme un écoulement par regorgement qui ne soulageait en rien le malade. L'oppression resta la même, il y eut de la fièvre hectique, de la diarrhée survint, et le petit malade succomba dans le marasme.

A l'autopsie, on ne trouva pas de tubercules; la pleurésie purulente avait suffi à la mort.

Semblable terminaison eut lieu, dans le même service et de la même façon, chez un autre petit malade qui fut traité de même sorte, c'est-à-dire par la contemplation.

Il était entré avee une pleurésie aiguë qu'on laissa devenir chronique : un épanchement s'était fait, qui occupait tout le côté gauche de la poitrine.

La thoracocentèse, qui était si bien indiquée, ne fut cependant pas pratiquée. La paroi thoracique s'ulcéra à la partie antérieure du troisième espace intercostal. Durant plusieurs semaines le pus s'écoula par la plaie fistuleuse.

L'opération de l'empyème en un point plus déclive de la poitrine, qui s'imposait en quelque sorte, ne fut pas plus pratiquée que dans le cas précédent, et le malade succomba comme le premier. Il n'était pas plus tuberculeux que lui.

Ainsi moururent de pleurésie purulente deux enfants qui ne périrent que parce qu'on avait trop compté sur la nature : laquelle est comme le ciel, qui « n'aide que ceux qui s'aident eux-mêmes. »

Observation IV (Peter, Leçons de clinique médicale).

Pleurésie gauche; pas de traitement au début. Application d'une série de vésicatoires. Transformation purulente de l'épanchement. Mort : pleurésie multiloculaire.

Un vigoureux gaillard de 39 ans était détenu dans une des prisons de Paris. Au commencement de janvier, il fut pris de frissons répétés, avec point de côté à gauche, d'oppression avec toux peu fréquente et sèche.

Le traitement fut nul.

Cependant, six jours après le début de cette pleurésie fébrile, on reconnut que l'épanchement était assez considérable pour qu'on dût recourir à la ponction de la poitrine. En conséquence, celle-ci fut pratiquée, et l'on retira près de 3 litres de sérosité citrine, limpide, nullement purulente.

Malheureusement la fièvre persistait, et l'on ne fit rien contre la phlegmasie concomitante. Aussi, plusieurs jours plus tard, de nouveaux frissons survinrent-ils. On appliqua alors, non point des ventouses scarifiées, mais une série de vésicatoires sur les diverses parties de la poitrine du côté gauche. Nonobstant cette médication, l'état général s'aggrava ainsi que l'état local; le malade fut transféré à l'hôpital Saint-Antoine, dans le service de mon collègue M. Gombault, le 7 février. Il était alors en proie à une dyspnée intense, respirait 42 fois par minute et se trouvait en pleine asphyxie, ainsi que le démontrait la cyanose de la face et des extrémités. Indépendamment de ces symptômes immédiatement redoutables, il y avait un œdème assez considérable des pieds, des membres inférieurs et des mains.

Le côté gauche de la poitrine était également œdématié, et, à la mensuration, on lui trouvait 2 centimètres de plus que le côté droit. Les vibrations thoraciques y étaient abolies. La matité y était absolue partout, en haut comme en bas, en arrière comme en avant, excepté à l'angle sterno-claviculaire, où se percevait le son skodique.

A droite tout était normal, et il n'y avait aucune trace de tubercules.

Le cœur était dévié à droite, et sa pointe battait sous le sternum.

Le 9 février on fit une ponction sous le sixième espace intercostal gauche, qui donna issue à 300 grammes environ d'un liquide purulent et roussâtre.

La dyspnée parut être moins intense dans le reste de la journée, à la suite de la ponction.

Le 11, une nouvelle ponction fut faite par M. Dieulafoy, à l'aide de son aspirateur à crémaillère; une seconde, pratiquée aussitôt en un autre point, fait sourdre un liquide purulent dont on aspire 1,200 grammes, en se réservant d'achever l'évacuation de la plèvre le soir même ou les jours suivants s'il y a lieu.

Malheureusement, en dépit de la sortie du liquide, la dyspnée persista, et le malade succomba à deux heures de l'après-midi.

A l'ouverture de la poitrine on trouva à gauche une poche très considérable, qui avait été vidée en partie par la ponction, mais qui renfermait encore 1,500 grammes de pus.

Observation V (Peter, Leçons de clinique médicale).

Pleurésie non traitée au début et devenue purulente. Empyème.

Le 4 septembre 1870, après la capitulation de Sedan, un soldat fut dirigé dans un wagon à bestiaux et par une pluie battante sur le camp de Beverloo, en Belgique. Pendant toute la journée que dura le voyage, il reçut cette eau sur le corps et, arrivée au camp, il garda sur lui ses vêtements absolument trempés ; il resta grelottant toute la nuit et le lendemain. Deux jours plus tard, il éprouva un violent point de côté à droite, accompagné d'une toux incessante sans expectoration.

Dans cet état, il ne fut pas seulement privé de tout secours médical, il manquait des ressources hygiéniques les plus élémentaires et n'avait qu'une nourriture aussi insuffisante que de mauvaise qualité. L'appétit se perdit complètement, le sommeil devint nul ou était accompagné de rêvasseries. Chaque soir, il y avait de petits frissons erratiques. Le pauvre homme, étendu tout le jour sur le lit de camp, ne pouvait bientôt y rester couché que sur le côté droit, ce qui, vous le savez, démontre que déjà un épanchement pleurétique assez considérable avait dû se former de ce côté.

Au bout de trois mois, il fut envoyé à Anvers, n'ayant reçu jusque-là aucun secours médical. Dans cette ville, il put enfin entrer à l'hôpital ; un médecin l'ausculta, et lui fit — moyen héroïque ! — appliquer sur le point douloureux un vésicatoire de la largeur « d'une pièce de cinq francs. » Cependant, grâce à l'hygiène meilleure, l'état du malade s'améliora légèrement ; mais alors, on lui fit quitter l'hôpital, « où l'on ne gardait pas les malades guéris. »

D'Anvers il fut transféré à Gand, toujours dyspnéique, toujours souffrant de son côté droit. A l'hôpital de Gand, où il obtint d'entrer, on lui appliqua trente ventouses scarifiées le long de la colonne vertébrale. Au bout de quinze jours, il dut néanmoins quitter l'hôpital de Gand, il resta un certain temps encore avec ses compagnons de captivité, souffrant du froid et de la faim, et revint enfin en France le 11 mars 1871.

Arrivé à Paris, il y retrouva sa femme et ses enfants : la vie de famille, les soins qu'il reçut, le plaisir d'avoir retrouvé les siens, lui rendirent un instant les forces qu'il avait perdues, de sorte qu'il crut pouvoir reprendre sa profession d'ornemaniste ; mais tout cela ne dura guère : une toux continuelle, la gêne de la respiration, le point de côté, le forcèrent de nouveau à entrer à l'hôpital. C'est à Lariboisière qu'il fut admis, dans le service de M. Guyot, le 1er avril 1872.

Mon collègue diagnostiqua une pleurésie droite avec épanchement. Quelques vésicatoires sont d'abord appliqués sans soulagement pour le malade. On pratique alors 4 ponctions en quinze jours ; chacune d'elles ne donna issue qu'à une très minime quantité de liquide, « à peine un verre, » au dire du malade.

Le lendemain de cette dernière ponction, cet homme est pris d'un très violent accès de dyspnée.

M. Guyot, après avoir conféré avec un de ses collègues de Lariboisière, pratique, séance tenante, l'empyème, laquelle permet la sortie de trois cuvettes de pus.

L'inefficacité des ponctions, malgré l'abondance évidente et excessive de l'épanchemant, prouve assez qu'il s'agissait d'une pleurésie cloisonnée ou multiloculaire, et que l'empyème était la seule opération praticable.

Dès lors, en effet, le malade fut soulagé. Une sonde à demeure est laissée dans la plaie. Trois fois par jour, des lavages sont faits avec de l'eau phéniquée. La quantité de liquide qui entre et sort à chaque fois est considérable. L'état général s'améliore, les forces reviennent, lentement il est vrai. C'est alors que le malade est obligé de quitter l'hôpital à la suite d'une discussion avee la religieuse du service (22 juillet 1872).

Il entre, le 26 juillet 1872, dans le service de M. Cadet-Gassicourt, à l'hôpital Saint-Antoine.

En août, on applique le siphon de Pitairs et on pratique des lavages à l'eau phéniquée, on panse la plaie avec de l'alcool, on donne des toniques.

En septembre, les choses sont stationnaires; on tente alors dans la plèvre une injection composée de teinture d'iode mélangée avec une égale quantité d'eau. Cette injection est rejetée presque entièrement par la sonde. Malgré cela, se manifestent presque immédiatement des accidents d'asphyxie très intense, ainsi que des convulsions. Pendant huit jours le malade se plaint de la sécheresse de la gorge. Il lui semble avoir de la teinture d'iode dans la bouche. La salive examinée ne présente cependant pas la réaction iodée.

Le lendemain, les injections phéniquées sont reprises.

En octobre, douleur vive au côté droit, oppression, faiblesse très marquée. On est quelquefois obligé de suspendre le lavage, le malade perdant connaissance. Toux sèche, quinteuse, toux nocturne. On ausculte les sommets, mais on ne trouve rien de bien caractérisé.

En novembre, la quantité de liquide que contient la cavité pleurale diminue, mais lentement; le pus verdâtre habituellement présente parfois une couleur sanguinolente, son odeur est souvent fétide pas de frissons.

En décembre, la plaie devient plus douloureuse. On fait une injection de chloral. Le malade reste pendant deux jours sous l'influence de ce médicament, qui produit sur tout son organisme un effet hyposthénisant très marqué. On remplace l'injection par l'application sur la plaie d'une pommade dont le chloral fait la base. Les lavages à l'eau phéniquée sont repris.

Vers la fin de décembre, faiblesse très grande. Diminution notable du kyste pleural.

En prenant possession du service à cette époque, je trouve le malade pâle, amaigri, les traits tirés. La figure présente l'aspect de la souffrance longtemps prolongée. L'appétit est resté bon. Les digestions se font régulièrement, mais le malade mange très peu; il n'a pas de diarrhée. Le pouls bat 90. La température varie de 37° à 37°,4. Le sommeil est assez bon. L'état général est loin d'être satisfaisant

Le malade présente l'aspect général d'un phthisique. Cependant la poitrine percutée et auscultée ne nous offre à gauche rien d'anormal. A droite, submatité dans toute la portion supérieure des poumons. En bas, matité presque absolue. L'auscultation fait entendre dans la partie supérieure un murmure vésiculaire sec, rude, mais sans aucun signe évident de tuberculisation, la sécheresse de la respiration pouvant être attribuée au dépoli de la séreuse pleurale. Dans la partie inférieure, l'oreille perçoit une respiration difficile, mélangée à une grande quantité de frottements râles. La plaie est douloureuse, elle empêche quelquefois le malade de dormir. Aucun point douloureux autre qu'à cet endroit. La toux est toujours sèche. Pas de frissons. Des lavages sont faits deux fois par jour avec l'acide phénique étendu de beaucoup d'eau. Par l'appareil de Potain, qui sert pour ces lavages, s'échappe une quantité de pus qui peut être évaluée aux trois quarts d'un verre environ. Le pus est bien lié, semble de bonne nature; cependant, l'odeur qu'il répand est infecte.

Les choses restent dans cet état, sans aggravation ni amélioration, pendant dix jours.

Le 10 janvier. Je fais cesser les lavages à l'eau phéniquée, ne donnant que des résultats peu satisfaisants, et je les remplace par de l'eau alcoolisée d'abord au dixième. Le premier jour, le malade se plaint amèrement. Il raconte le lendemain qu'il a été ivre pendant toute la journée de la veille, qu'il a senti à l'arrière-bouche un goût d'alcool très prononcé. Les mêmes lavages sont néanmoins continués, le pus devient moins abondant. Il est moins granuleux, et répand surtout une odeur beaucoup moins repoussante. De temps à autre, le pus est légèrement sanguinolent; cet état ne coïncide jamais avec une aggravation, même passagère, des symptômes locaux et généraux.

Le 13. Les lavages sont faits au cinquième d'alcool pur. La cavité se rétrécit notablement. Le malade se plaint que ces lavages brûlent sa plaie et lui occasionnent des douleurs qui le privent de sommeil. L'auscultation révèle une respiration normale à gauche, peut-être un peu puérile. A droite, sécheresse en haut, râles et frottements dans le reste du poumon.

Lavage à l'eau simple pendant trois jours, le pus devient plus abondant (un demi-verre), et surtout beaucoup plus fétide.

Le 20. Lavage à l'eau alcoolisée au dixième.

Le 25. Lavage à l'eau alcoolisée au cinquième.

Les lavages à l'eau alcoolisée ont évidemment diminué la cavité du kyste et modifié d'une façon heureuse la quantité comme la qualité de la suppuration. Cependant, l'état restant stationnaire dans le mieux, je désire arriver à tarir cette sécrétion et fermer cette plèvre; à cet effet, je tente d'extraire plus complètement le pus et de laver plus parfaitement la cavité du kyste pleural à l'aide de l'aspirateur à crémaillère de M. Dieulafoy et je prie ce médecin d'appliquer lui-même son appareil.

Le 10 janvier 1873, mon jeune ami examine le malade et fait dans le kyste pleural une injection de 70 grammes d'eau alcoolisée.

Le 10, à sa visite du soir, M. Andral, interne du service, au lieu de 70 grammes en injecte 100 avec facilité; les parois une fois bien lavées il injecte et laisse dans la cavité 35 grammes d'une solution de sulfate de zinc (1 gramme pour 100). A la suite, le malade a très mal dormi, il dit le lendemain « qu'il avait eu toute la nuit le feu dans le corps. »

Ces lavages furent continués par M. Andral, du 10 février au 21 mars, tirant par aspiration le pus avant d'injecter l'eau alcoolisée; le pus a varié comme quantité et comme qualité. Un jour on en retirait 20 gr., le lendemain 60. Le pus arrivait toujours avec une grande quantité de gaz. Ce gaz pouvait provenir de trois sources : naître dans la cavité pleurale; se dégager du liquide purulent sous l'action du vide, ou bien être attiré de l'extérieur dans la plèvre au moyen de l'aspiration. Il a, en effet, toujours été impossible de fermer complètement la fistule consécutive à l'incision, et, par cette fistule, il s'est écoulé constamment du pus dont on a jamais pu apprécier la quantité.

Relativement à sa qualité, le pus a varié, et cela du jour au lendemain, au point de vue de la consistance et de la coloration tantôt épais, tantôt liquide, jaune un jour, roussâtre le lendemain, d'autres fois citron, d'autres fois, mais rarement, sanguinolent.

On n'a pu faire que quatre fois des injections de solution de sulfate de zinc, et encore en diminuant la dose de sulfate (50 centigrammes pour 100 au lieu de 1 gramme) ; toutes les fois que ces injections ont été faites, le malade dit avoir passé des nuits affreuses.

Malgré les lavages répétés (deux lavages par jour et trois injections par lavage), la cavité pleurale n'a pas diminué. M. Dieulafoy avait injecté 70 grammes le 10 février, le 21 mars, M. Andral pouvait injecter 80 grammes d'eau alcoolisée. Il n'y a donc pas eu d'amélioration locale.

D'un autre côté, l'état général devenait assez mauvais de jour en jour. Ces lavages répétés, faits avec un appareil d'une puissance assez considérable, semblent avoir fortement ébranlé le malade. Il n'avait pas beaucoup d'appétit et le peu qu'il avait a disparu. Il a eu à plusieurs reprises de la diarrhée et tous les jours des vomissements plus ou moins abondants; les traits se sont excavés et le teint, de pâle qu'il était, est devenu jaunâtre. Quelquefois aussi il y avait un peu de fièvre le soir, mais le thermomètre n'a jamais monté au-dessus de 38 degrés.

Contre la fièvre, je prescrivis du sulfate de quinine; contre la diarrhée, les potions au bismuth et au diascordium, et contre les vomissements des gouttes noires anglaises.

Le 21 mars, j'ai renoncé au lavages avec l'appareil Dieulafoy, et repris le siphon de Potain. M. Andral introduisit dans la cavité l'extrémité d'une sonde en caoutchouc ronde assez longue pour que l'autre extrémité pût être ramenée sur le devant de la poitrine, et, grâce à ce procédé, le malade peut se laver lui-même aussi souvent qu'il veut avec le siphon de Potain.

Depuis ce changement d'appareil, le malade va sensiblement mieux. La fièvre ayant disparu, on ne donne plus de sulfate de quinine. La diarrhée n'est pas revenue; il n'y a plus de vomissements; les joues sont pleines et le teint n'est plus jaune.

En somme l'état général est redevenu meilleur, meilleur même qu'il n'était le 10 février. Quant à l'état local il est évidemment stationnaire.

B. *Du régime arabique.* — L'expectation est un danger pour le malade; le régime arabique constitue tout à la fois un danger et un supplice.

Les Arabes soumettaient leurs pleurétiques au régime sec et aux altérants pour leur faire boire leur épanchement. La méthode a été remise en honneur par quelques médecins français. Fonssagrives et Piorry préconisent la diète sèche comme moyen accessoire du traitement des épanchements. Dans 19 cas sur 20, dit Piorry, la privation des boissons, combinée avec l'usage des purgatifs, des diurétiques et des sudorifiques, réussit promptement à faire résorber les épanchements séreux de la plèvre ; mais c'est là une méthode de traitement qu'il est difficile d'appliquer à cause de l'indocilité des malades. Nous partageons cette dernière opinion, mais nous sommes absolument d'un avis opposé en ce qui concerne les heureux effets de la méthode. Il faut convenir que les résultats que nous avons constatés sont peu encourageants. Sur 6 malades observés dans le service de M. Félix Thomas, professeur de la marine, quatre fois l'épanchement est devenu purulent; chez le cinquième malade, la soif devint tellement intolérable, qu'on dut renoncer au traitement; le sixième guérit, mais arrivé à la période de convalescence, il se trouva dans un état d'anémie extrême. « Pour faire boire à la plèvre le liquide qu'elle a vomi dans sa cavité, encore faut-il qu'il y ait une plèvre, dit M. le professeur Peter. Eh bien, voyons ce que la maladie a laissé de la séreuse. Dans la plupart des cas, la *plèvre pulmonaire* est considérablement diminuée ; dans un certain nombre d'autres elle n'existe plus, le poumon étant devenu gros comme un citron. Dans ces derniers cas, il va de soi que la puissance de résorption de la plèvre pulmonaire est absolument nulle. Restent donc les premiers. Or, quand le poumon est réduit des deux tiers, des trois quarts de son volume, la plèvre pulmonaire est nécessairement réduite d'autant; j'ajoute qu'alors sa puissance de résorption l'est encore bien davantage ; car elle est bardée d'une couenne complètement inerte et dont l'inertie augmente avec l'épaisseur, comme l'épaisseur en augmente avec l'âge de la maladie. Nous avons, il est vrai, la *plèvre pariétale* qui, elle, n'a pas pu bouger. Peut-elle donc résorber, celle-là ? Pas beaucoup plus que ce qui reste de la plèvre pulmonaire et pour les mêmes raisons : la présence de la cuirasse pseudo-membraneuse, amoindrissant au moins, si elle ne l'annihile, la faculté de résorption. »

Observation VI (Personnelle).

Pleurésie droite traitée par le régime arabique. Mort.

X... matelot, 24 ans, entre à l'hôpital de Saint-Mandrier salle 5, le 2 février 1882, avec tous les signes d'un épanchement pleurétique du côté droit, remontant en avant, à 3 centimètres au-dessus du mamelon, en arrière jusqu'au milieu de la fosse sous-épineuse. Le malade dit souffrir de son côté depuis huit jours ; abolition des vibrations thoraciques et du murmure vésiculaire, matité absolue dans les deux tiers inférieurs. Temp. matin, 38, soir 39.

Prescription. — Pas de tisane, un peu de panade, potion diurétique avec 20 grammes d'oxymel scillitique, et 25 grammes de sirop de digitale.

Le 3. Mêmes signes stéthoscopiques. Temp. 38°; soir 39°.

Prescription. — Pas de tisane, panade légère, potion diurétique ut suprà; eau-de-vie allemande, 25 grammes.

Le 4. Même état. Même prescription moins l'eau-de-vie allemande.

Le 5. Le point de côté est moins violent, mais la respiration est plus empêchée. Temp. 38,2; soir, 39°. Même prescription plus 80 gr. de manne.

Le 6. Même état. Même prescription moins la manne.

Le 10. La percussion ne dénote aucun changement dans la limite de la matité. Respiration toujours dyspnéique. Malade souffre beaucoup de la soif. Temp. matin, 37,6, soir, 38,2.

Prescription. — Pas de tisane, soupe, jus de viande, œufs, petite quantité de vin. Eau-de-vie allemande, 25 grammes, potion diurétique ut suprà.

Même état jusqu'au 20. A cette date le malade étant très fatigué, très amaigri, l'épanchement et la gêne de la respiration ne diminuant pas, application d'un vésicatoire. Temp. 37,4, soir, 39°. Sueurs abondantes la nuit.

Le 22. Matité toujours considérable, absence de vibrations thoraciques, frissons répétés dans la journée. Temp. 38° le matin, 39° le soir.

Prescription. — 1 litre de lait, jus de viande, œufs, pansement du vésicatoire à sécher.

Le 24. L'épanchement paraît stationnaire. Application d'un second vésicatoire; sueurs abondantes la nuit. Temp. matin. 38,2, soir, 39,6.

Le 27. Application d'un troisième vésicatoire.

Le 28. Gêne très grande de la respiration, frissons répétés, sueurs. Temp. matin, 38,2, soir, 40.

Le malade meurt le 2 mars. A l'autopsie, on trouve la cavité pleurale droite occupée par trois litres d'un liquide complètement purulent. Plèvre droite vascularisée revêtue d'une membrane pyogénique très épaisse, l'isolant entièrement de l'épanchement; poumon droit petit, sclérosé, délogé de la gouttière costo-vertébrale et refoulé en haut et en avant.

Plèvre gauche normale. Poumon gauche congestionné.

Observation VII (Personnelle).

Pleurésie droite avec épanchement traitée au début par le régime arabique. Suppression. Diurétique. Thoracentèse. Mort.

P..., matelot, 20 ans, constitution robuste, entre à l'hôpital de Saint-Mandrier le 21 décembre 1881, avec les symptômes suivants : douleur très vive au-dessous du mamelon droit ; respiration dyspnéique ; diminution des vibrations vocales, matité du même côté, souffle doux et égophonie à l'auscultation. Rien de particulier du côté gauche. Température 39.

Prescription. — Pas de tisane : viande grillée, petite quantité de vin. Eau-de-vie allemande, 20 grammes tous les deux jours, potion diurétique quotidienne.

Le 22. La douleur de côté est moins intense. Temp. matin, 38,5, soir, 40. [1]

Le 23. Matité s'élevant un peu au-dessus de l'angle inférieur de l'omoplate ; gêne respiratoire très marquée ; malade se trouve très fatigué. Souffre beaucoup de la soif.

Le 25. L'épanchement est toujours considérable ; le souffle persiste ainsi que les autres signes stéthoscopiques. Temp. matin, 38°, soir 39°.

2 janvier. Même état. *Ne pouvant surmonter la soif, le malade prend de la tisane.*

Le 3. *On cesse le régime arabique.* Tilleul, potion diurétique et 2 grammes d'infusion de jaborandi.

Le 7. L'épanchement ne diminuant nullement on fait avec l'appareil de M. Potain, l'aspiration du liquide pleurétique siégeant dans la cavité pleurale droite, on retire environ 500 grammes d'un liquide jaune citrin. Le malade n'a pas toussé, se sent soulagé.

Le 8. Temp. 38°, soir 39,4. La matité ne paraît pas avoir changé de niveau.

Le 19. Temp. 39, soir 39,5. Le niveau de la matité restant toujours très élevé, et la température allant toujours croissant, la thoracentèse est pratiquée de nouveau à l'aide de l'appareil de M. Potain. La ponction est faite à la partie postérieure de l'hémithorax droit en dedans de l'angle inférieur de l'omoplate, évacuation de 1600 grammes de liquide séreux. Rien de notable pendant l'opération, la sonorité est revenue dans presque toute l'étendue du poumon droit. Examiné au microscope le liquide présente des cellules épithéliales, des globules blancs animés de mouvements amyiloïdes.

Le 20. Le malade étant couché la sonorité en avant descend jusqu'à 1 centimètre 1/2 au-dessous du mamelon; dyspnée plus intense, 44 inspirations, peau sèche. Temp. 39.

Le 26. Persistance de la fièvre, du mauvais état général; l'épanchement paraît se reformer rapidement. Gêne très grande de la respiration, temp. 40.

Décédé le 28 janvier. A l'autopsie on trouve à l'ouverture du thorax: la plèvre du côté droit épaissie, couverte de végétations conjonctives, cavité pleurale du même côté contenant 1 litre d'un liquide séro-purulent; le poumon, petit, dur, refoulé en haut le long de la gouttière costo-vertébrale, ne présente pas de tubercules. A gauche, plèvre normale, poumon rouge, présentant les lésions de la congestion.

Observation VIII (Personnelle).

Pleurésie double traitée par le régime arabique; l'épanchement devient purulent à droite.

E..., ouvrier à l'arsenal de Toulon, 20 ans, a fait déjà, en novembre 1881, vingt-deux jours d'hôpital pour pleurésie droite avec épanchement; sorti guéri le 3 décembre 1881, il rentre aujourd'hui (23 janvier 1882), souffre beaucoup du côté gauche depuis quelques jours.— On constate à gauche: matité dans les deux tiers inférieurs de l'hémithorax; froissements pleurétiques au niveau de l'angle inférieur de l'omoplate; silence absolu au-dessous. — Le maximum des bruits du cœur est à droite du sternum. — Du côté droit: sonorité normale, quelques frottements. — Temp. mat., 37°; soir, 38°; pouls, 120.

On le traite immédiatement par le régime arabique :

Pas de tisane, viande grillée, morue, raisins secs, petite quantité de blanc; purgatif tous les deux jours; potion diurétique tous les jours.

Le 25. Même état, même régime.

Le 27. Temp. mat. 38,2; soir, 37,4. Aggravation de la douleur sous le mamelon gauche avec irradiation au creux épigastrique. — Toux dans le changement de position.

Le 28. Même état. On continue le régime arabique, le malade dit souffrir beaucoup de la soif.

Le 31. Temp. mat., 37°; soir, 38°. La mensuration de l'hémithorax gauche donne six centimètres en plus.

Le malade étant couché, la limite de la matité sur la ligne mamelonnaire gauche est à six centimètres au-dessus du mamelon. — Temp. mat., 37,2; soir, 37,4.

4 février. Malade se trouve mieux; respire avec plus de facilité; cependant depuis les derniers jours de janvier la température vespérale augmente, descendue à 37,4 le 31, elle atteint aujourd'hui 39,4; de plus le malade éprouve de petits frissons répétés, fréquents, et transpire beaucoup la nuit. — Langue bonne, appétit conservé, selles régulières, malgré cela, facies décoloré, cireux, forces complètement prostrées.

Le 8. La température se maintient toujours très haute, matin, 38°; soir, 39-40°; on constate à gauche: voussure légère, abaissement des côtes; vibrations vocales exagérées à la partie supérieure, disparues dans les deux tiers inférieurs, matité remontant en avant (dans la position assise) à un demi-centimètre au-dessous du mamelon, en arrière jusqu'au milieu de la fosse sous-épineuse; disparition du murmure vésiculaire dans les deux tiers inférieurs; râles crépitants sous la clavicule, pas de pectoriloquie aphone; voix chevrotante dans la fosse sous-épineuse.

A droite: vibrations vocales légèrement accrues au sommet; quelques craquements secs sous la clavicule; frottements dans la partie inférieure.

20 mars. L'épanchement paraît stationnaire, la température présente tous les soirs une exacerbation de 1 degré 1|2.

6 mars. Etat général mauvais, malade très animé, fréquents accès de fièvre survenant très irrégulièrement et débutant par des frissons répétés.

L'hémithorax gauche n'est plus voussuré; les vibrations vocales reviennent, la respiration s'entend également bien, frottements très étendus et très marqués dans l'étendue du même hémithorax. — Pointe du cœur revenue à gauche à quatre travers de doigts au-dessous du mamelon et à deux travers de doigts en dedans. — Sueurs très abondantes la nuit.

Le 10. Même état; continuation du régime arabique, viande crue, quinquina.

Le 16. Violente douleur au côté droit, à l'examen, les frottements perçus de ce côté il y a quelques jours ont disparu; abolition du murmure vésiculaire et des vibrations vocales; matité s'élevant en avant jusqu'à un centimètre au-dessus du mamelon, en arrière jusqu'au milieu de la fosse sous-épineuse. Craquements sous la clavicule. 42 inspirations par minute. Pouls à 120.

Le 20. La matité remonte à droite à cinq centimètres au-dessus du mamelon à droite; voussure dans la ligne axillaire droite. L'épanchement augmentant sensiblement en même temps que la gêne respiratoire et la fièvre, on est forcé d'abandonner le régime arabique, et on applique en arrière sur l'hémithorax droit un large vésicatoire.

Prescription. — 1 litre de lait, viande crue, 100 gr. de vin de quinquina.

Le 29. La matité remonte à trois travers de doigt au-dessous de la clavicule; région axillaire du même côté œdématiée. La dyspnée étant très grande (50 inspirations par minute) on se décide à pratiquer la thoracentèse.

Par ponction faite avec l'appareil de M. Potain, dans 7e espace et dans la ligne axillaire, on retire deux mille quatre cents grammes d'un liquide séro-purulent.

Le malade a un peu toussé pendant l'opération; mais se sent soulagé et respire beaucoup plus librement.

Le 30. La ligne de matité n'est plus qu'à deux travers de doigt au-dessous de l'angle inférieur de l'omoplate. Respiration plus libre, mais toujours très fréquente; température vespérale 38.

4 avril. Une deuxième ponction donne quinze cents grammes d'un liquide purulent. La cavité pleurale paraît à peu près vidée.

Le 6. Temp. mat., 37;2; soir, 38°. — Matité dans la partie inférieure de l'hémithorax droit. Respiration, 36°.

Le 8. Le malade rend par les bronches trois cents grammes d'un liquide purulent en tout semblable à celui retiré de la cavité pleurale

Le 4. Pas de sonorité exagérée du côté droit; malade se trouve soulagé, respire bien. Temp. vespérale à 38°.

Le 12. L'état général est meilleur, temp. mat., 37°; soir, 37,2.

Prescription. — 2 litres de lait, viande crue, vin créosoté, dix pilules de tannin de 0,10 centigr.

Observation IX (Personnelle).

Pleurésie gauche traitée par le régime arabique. Pas d'amélioration. Suppression du régime arabique. Vésicatoire.

Le 18 avril dernier, D..., second maître infirmier, entre à l'hôpital maritime de Toulon, salle 7, avec les signes manifestes d'un épanchement pleurétique abondant à gauche.

Matité absolue dans les deux tiers inférieurs de l'hémithorax gauche; diminution considérable des vibrations thoraciques ; égophonie marquée au niveau de l'angle inférieur de l'omoplate ; abolition du murmure vésiculaire dans les deux tiers inférieurs et augmentation des vibrations vocales au-dessus de l'épanchement. Temp. mat., 37,2 ; soir, 37,8.

On prescrit le régime arabique : pas de tisane, viande grillée, morue, raisins secs, petite quantité de vin. Purgatif tous les deux jours, potion diurétique quotidienne.

Le 20. L'état général est le même ; cœur légèrement dévié à droite; la percusion ne dénote aucun changement dans la limite de l'épanchement.

Le 21. Gêne respiratoire considérable; toux sèche très pénible. Température : matin, 37,6. — Soir, 38.

Le 22. Même état.

Le 23. Malade accuse quelques petits frissons et des douleurs s'irradiant du mamelon gauche vers les lombes.

Le 27. L'examen thoracique ne révélant aucune diminution de l'épanchement, et la gêne de la respiration persistant, on cesse le régime arabique, on applique sur les parties postérieures de l'hémithorax gauche un large vésicatoire.

Le 28. Toux fréquente dans la nuit du 27 : expectoration de crachats visqueux.

Le 29. Nuit meilleure; pas de toux; diminution de l'oppression.

Le 30. Malade se sent beaucoup mieux; respire plus facilement.

Observation X (Personnelle).

Pleurésie droite traitée par le régime arabique. Disparition de l'épanchement. Anémie extrême.

B..., quartier-maître, mécanicien, du département de la Haute-Garonne, 25 ans; taille moyenne; constitution vigoureuse, pas d'embonpoint, mais appareil musculaire bien accusé. — Pas d'affection des voies respiratoires avant son entrée à l'hôpital; six mois de Tunisie où il a pris les fièvres intermittentes pour lesquelles il vient à l'hôpital de Saint-Mandrier le 13 Janvier 1882.

On lui prescrit un régime tonique et 0,75 centigrammes de sulfate de quinine.

Le 14. Pas d'accès, même prescription.

Le 15. Dans la nuit du 15 janvier, B... a éprouvé un refroidissement intense, à la suite duquel il n'a pu se réchauffer de la nuit, en même temps il accuse une vive douleur siégeant du côté droit au-dessous du mamelon droit.

Il est de préférence couché sur le côté droit.

A l'examen de la poitrine on constate :

A droite et en avant: submatité; souffle dans la partie supérieure, frottements dans la partie inférieure. En arrière et à droite: diminution des vibrations vocales à la partie inférieure; submatité dans les deux tiers inférieurs; à l'auscultation: léger bruit de souffle, égophonie et frottements marqués surtout dans la ligne axillaire.

A gauche: rien d'anormal.

Le malade tousse un peu, expectore quelques crachats blanchâtres; la langue est saburrale, le pouls bat 96 pulsations par minute: la température axillaire est de 39 le matin.

Prescription: un verre d'eau de sedlitz, bouillon; injection de chlorhydrate de morphine au point douloureux.

Le 19. — Les symptômes sont plus accusés; à l'examen thoracique, on trouve à droite en arrière: abolition des vibrations vocales surtout dans le tiers inférieur; matité remontant jusqu'à l'extrémité supérieure de l'hémitorax ; bruit de souffle dans la partie supérieure ; murmure vésiculaire disparu et pectoriloquie aphone très marquée dans les deux tiers inférieurs : température : matin, 39. Soir, 39, 8.

Gêne respiratoire très-marquée, (32 respirations par minute), le malade a remarqué que le moindre mouvement qu'il fait provoque la toux. — Prescription : bouillon, potion diurétique.

Le 18. Le malade est soumis au régime arabique : pas de tisane, viande grillée, morue, raisins secs; 25 grammes d'eau-de-vie allemande tous les deux jours; potion diurétique quotidienne avec 20 gr. d'oxymel scillitique et 20 gr. de sirop de digitale.

Le 19. Même état, même prescription.

Le 20. Gêne très marquée de la respiration.

Le 21. La percussion ne dénote aucun changement dans la limite de l'épanchement.

Le 22. L'épanchement est plus considérable; la matité remonte presque jusqu'à la clavicule; le cœur bat dans la ligne axillaire gauche; dyspnée très forte. *Le malade souffre horriblement de la soif.*

Le 23. Même état. La mensuration de la poitrine donne 45 centim. pour l'hémithorax droit, 41 pour l'hémithorax gauche.

Le 24. La fièvre est moins forte. La température est de 38° le matin, 39° le soir.

Le 25. Même état, même prescription.

Le 26. Temp. mat., 37,2; soir, 37,8. La dyspnée est moindre, l'épanchement paraît avoir un peu diminué.

Le 28. Le malade respire plus librement; toujours tourmenté par la soif. Même prescription.

1er février. Temp. mat., 37°; soir, 37,2.

Le 3. Le malade respire mieux ; tout étant égal d'ailleurs, le décubitus, etc. La matité paraît être descendue et commence à 2 centim. au-dessus du mamelon.

Le 6. La limite de la matité est descendue, elle n'occupe plus que le tiers inférieur. Le malade tousse dès qu'il s'assied, ce qui prouve que l'épanchement n'est pas très abondant.

Le 12. Encore un peu de liquide dans la plèvre; toux sèche, fréquente, pénible. Le malade est très fatigué.

Le 20. On supprime le régime arabique, et le malade étant très anémié et toussant beaucoup on l'envoie en congé de convalescence.

C. *Diurétiques, purgatifs, sudorifiques.* — Les crises salutaires dont nous parlions plus haut, les évacuations spontanées par la peau, le rein ou les intestins étant rares, on a cherché à les provoquer artificiellement.

Cette médication est quelquefois utile au début, mais en l'appliquant, on tente pour ainsi dire une expérience dont on peut se repentir. « Sudor et aliæ evacutiones vitandæ « dit Boerhave en parlant du traitement. « Quelle que soit la médication interne à laquelle on s'adresse tout d'abord, dit M. Besnier, il est bien rare qu'on se dispense ensuite d'avoir recours au traitement local... De plus, la pleurésie est si variable dans sa marche, sa courbe thermométrique, cette expression si nette de la fièvre, offre de telles différences, suivant les cas, que rien n'indique à quel moment il est opportun de provoquer une évacuation quelconque pour faire résorber l'épanchement ; et il en sera d'autant plus ainsi qu'on arrivera près du malade à une époque plus éloignée de l'apparition des premiers accidents, car il sera alors d'autant plus difficile de se rendre compte de la marche de la maladie. De même, rien dans les symptômes généraux, même lorsque l'un d'eux est prédominant, puisqu'il peut être nuisible, rien, à part peut-être l'abondance des urines, ne fait prévoir au début de la maladie de quel côté la crise va se faire, et par conséquent rien n'indique à laquelle de ces médications il faut s'adresser. En recourant à l'une ou à l'autre, on a donc chance d'affaiblir le malade, d'aggraver l'état général, sans aucun profit pour l'état local. »

Les diurétiques, les purgatifs, les sudorifiques ne

peuvent guère être utiles que comme adjuvant à la médication locale. Le jaborandi paraît toutefois avoir donné des résultats très avantagenx; mais son action est loin d'être constante.

Nous l'avons vu échouer plusieurs fois, et nous trouvons dans la thèse du Dr Taulaigne (1) une observation dans laquelle l'administration de la pilocarpine, en produisant des sueurs abondantes, n'a fait qu'affaiblir le malade sans amener la disparition de son épanchement.

Observation XI.

Marie Bouillet, 35 ans, domestique, entre le 27 avril 1880, salle Sainte-Jeanne, à l'Hôtel-Dieu.

Antécédents.—En 1870, première attaque de rhumatisme généralisé; six mois malade.

Le 1er octobre 1878, deuxième attaque. Constitution faible.

Le 25 avril 1880, en venant du lavoir éprouva des frissons et fut prise d'un point de côté.

Le 29. Pas de fièvre; se plaint de deux points de côté, l'un en avant l'autre en arrière, du côté droit; on croirait à des points névralgiques. Matité dans le tiers inférieur du poumon droit, absence de murmure vésiculaire, un peu de souffle et d'égophonie,

Le 4 mai. La dyspnée augmente.

Le 5. Thoracentèse, un litre de liquide. La malade est très soulagée.

Le 26. Nouvelle thoracentèse, 750 grammes de liquide.

Le 20. Tousse beaucoup; matité.

Le 4 juin. Tousse toujours, un peu d'égophonie à la base.

Le 10. Egophonie type.

Le 20. L'épanchement reste stationnaire, la malade s'affaiblit.

(1) De l'emploi de la pilocarpine dans la bronchite et la pleurésie, thèse de Paris, 1880.

Le 25. Même état; nous demandons à M. Sée d'administrer la pilocarpine.

Le 26. Injection hypodermique d'un centigramme de nitrate de pilocarpine. Les effets habituels se produisent, toutefois la sudation a été peu abondante.

Le 28. La matité existe toujours. Deuxième injection de pilocarpine.

Le 29. La malade se plaint de la fatigue qui suit l'injection; n'a pas vomi.

Le 30. Troisième injection de pilocarpine. La malade crache beaucoup, se plaint de battements de cœur et ne mange rien de la journée.

Le 2 juillet. Quatrième injection.

Le 3. *L'état est le même qu'avant l'administration de la pilocarpine; la malade est même plus faible qu'avant le 26 juin.*

Les partisans mêmes des dérivatifs, sont forcés de reconnaître que tous les médicaments sudorifiques, purgatifs et même diurétiques restent le plus souvent impuissants contre les épanchements séreux très abondants qui dépendent d'un état inflammatoire subaigu de la plèvre, et que dans ces cas rien n'est plus inconstant que leur action. « Tandis que dans un cas les diurétiques feront merveille, dans un autre, ils resteront tout à fait inactifs, et ce seront les purgatifs qui amèneront une crise favorable. Aussi, disent-ils, rien n'est plus difficile que le choix du médicament en pareille circonstance. Il faut agir suivant l'idiosyncrasie de l'individu, chez celui-ci sur le tube digestif, chez celui-là sur la peau, chez un autre sur les reins. Souvent enfin, après les avoir essayé tous, les uns après les autres, après en avoir élevé les doses au delà des limites ordinaires, comme le voulait Stokes, qui prétendait que le défaut de réussite tient ordinairement à la timidité avec laquelle sont en général administrés les médicaments ; malgré tout, on ne constatera aucune diminution dans la quantité du liquide épanché, ou bien la résorption se fera avec une lenteur telle, qu'on pourra se demander si la nature n'agit pas seule en dépit de toute thérapeutique. Quelquefois même, il y a contre-indication. En présence d'un sujet dont la constitution sera détériorée et affaiblie, les purgatifs, les diurétiques, etc., ne pourront qu'augmenter cette débilité qui a favorisé l'épanchement. »(Lorme. Th. de Paris, 1868.)

« Les diurétiques, dit Laënnec, sont, en général, des médicaments infidèles, et l'on peut dire que cette voie d'évacuation est, après les sueurs, celle qui est le moins au pouvoir de la médecine. »

M. le professeur Peter insiste beaucoup sur la complète inutilité et par suite sur le danger des diurétiques de toute nature dans les épanchements pleurétiques abondants. « Si, pour faire résorber l'épanchement qu'il a laissé s'opérer, le médecin a recours à la méthode puissante en d'autres circonstances de la révulsion ou de la dérivation, alors, malheur au malade ! Son organisme s'affaiblit, sans que son épanchement varie : je me trompe, il ne peut qu'augmenter par la débilitation même qu'entraîne l'étrange médication mise en œuvre. »

Observation XII (thèse de Lorme, 1868).

Pleurésie droite avec épanchement. Insuffisance des diurétiques et des vésicatoires.

P... Henri, cordonnier, entre à l'hôpital Saint-Antoine; salle Saint-Joseph n° 21, le 20 août 1869.

Ce malade dit avoir depuis cinq mois une douleur vague dans le côté droit. Il a consulté un médecin, qui ne lui a pas dit le nom ds sa maladie, mais lui a fait appliquer deux vésicatoires et lui a fait prendre du sirop d'iodure de fer.

Dans les premiers jours du mois d'août, en travaillant il ressentit au-desssous du mamelon, à droite, une douleur assez vive qui s'accompagna les jours suivants d'un peu de fièvre. Il garda la chambre jusqu'à son entrée à l'hôpital, mais ne cessait de s'occuper chez lui.

Le 21. Jour de son entrée, il se plaint d'une gêne de la respiration ; il tousse à peine, n'a qu'une douleur très vague dans le côté. Pas de fièvre, conservation de l'appétit ; mais sommeil agité et décubitus latéral gauche. Par l'auscultation et la percussion on reconnaît qu'il existe dans la plèvre droite une quantité de liquide assez considérable, s'étendant en nappe peu épaisse jusqu'au tiers moyen du poumon.

Malgré l'application d'un vésicatoire et quelques diurétiques, l'épanchement ne diminue pas ; mais le malade peu de jours après son entrée à l'hôpital, se sentant un peu moins oppressé, demande son congé.

Quelques semaines plus tard il revient l'hôpital ; l'épanchement était devenu très considérable. Un *vésicatoire* et des *diurétiques n'ayant été suivis d'aucune amélioration notable, on propose au malade la thoracentèse*. Il la refuse.

Quelques jours plus tard, il veut de nouveau quitter l'hôpital sans tenir compte des observations qui lui sont faites au sujet du danger et des suites de la maladie.

Observation XIII (thèse de Chatelin, 1880).

Diathèse rhumatismale. Pleurésie droite ; épanchement abondant. Lenteur de la résorption ; insuffisance des diurétiques et des vésicatoires. Persistance des signes physiques ; fausses membranes épaisses.

T..., 59 ans, tailleur, entré le 7 juillet 1879, salle Saint-Ferdinand, n° 8, hôpital de la Charité (service de M. Bernutz). Attaque d'un rhumatisme articulaire aigu, en 1848 ; depuis, fréquentes douleurs subaiguës qui disparaissent assez facilement sous l'influence des bains de vapeur. Il y a deux mois frisson, point de côté à droite ; les jours suivants, accès de fièvre revenant toutes les après-midi ; oppression, perte de l'appétit et des forces; le malade attend en vain le rétablissement de ses forces.

Le 10. Pas de déformation appréciable, mouvements respiratoires égaux des deux côtés. A droite, en arrière, matité absolue depuis l'épine de l'omoplate, absence de vibrations dans les deux tiers inférieurs; respiration obscure dans le tiers supérieur, souffle doux avec égophonie et pectoriloquie aphone dans le reste de l'étendue; en avant sonorité skodique sous-clavière, limitée par une ligne oblique de l'extrémité externe de la clavicule à l'extrémité antérieur de la quatrième côte; les vibrations empiètent de deux travers de doigt sur la zone mate; respiration sous la clavicule, souffle plus bas.

Le foie déborde de trois travers de doigt; le cœur est à sa place; le pouls régulier, 80.

Vésicatoire; macération de digitale 0,20.

Le 15. La ligne de matité, en avant, s'est un peu élevée; la température entre 38 et 39°, le malade ne rend qu'un demi à deux tiers de litre d'urine foncée et chargée en urates. Deuxième vésicatoire; on remplace (le 17) la macération par une infusion de 0,40.

Le 19. La ligne de matité a baissé en avant; en arrière, murmure confus jusqu'à la sixième côte, silence au-dessous, souffle doux dans l'aisselle. Le foie ne déborde plus que de deux travers de doigt; pouls régulier, 80 T., 38 et 39°; urines: n'augment pas; on continue la digitale.

Troisième vésicatoire.

Le 25. La température est normale depuis hier; les vibrations en avant, se perçoivent jusqu'à la limite supérieure du foie, respiration, submatité. En arrière, matité depuis l'épine de l'omoplate; les vibrations nulles au-dessous de l'angle inférieur. Le foie ne déborde plus; toujours un tiers à deux tiers de litre d'urine; la digitale (0,40 d'infusion) a été continuée jusqu'ici; le pouls 80. On supprime la digitale.

Le 8 août. Les signes physiques se modifient avec une extrême lenteur: en avant tonalité plus élevée qu'à gauche, vibrations locales très manifestement plus intenses; respiration pure mais faible; en arrière, toujours matité absolue; vibrations faibles; dans toute la hauteur. Après l'application d'un quatrième vésicatoire, on est revenu à la digitale (macération à dose progressive depuis 0,20 jusqu'à 0,45); aucun effet ni sur le pouls, ni sur la diurèse.

L'appétit est faible, le malade est pâle, l'état général médiocre; pas trace de fièvre.

Le 28 septembre, le malade quitte seulement l'hôpital, il reste pâle et amaigri ; les digestions sont bonnes, mais l'appétit est peu développé ; ni toux, ni expectoration ; pas de fièvre. La demi-circonférence droite a deux centimètres de moins que la gauche. Toujours matité de pierre au-dessous de l'épine de l'omoplate ; vibrations normales ; respiration obscure, même dans les plus fortes respirations, le foie ne déborde plus les fausses côtes.

Observation XIV (Peter, Leçons de clinique médicale).

Pleurésie gauche traitée par huit vésicatoires et quarante-trois purgatifs ; aggravation des accidents. Thoracentèse : pleurésie multiloculaire. Mort.

Un homme entrait le 11 juillet au n° 11 de la salle des hommes ; âgé de 63 ans, il avait toujours joui d'une bonne santé et n'avait jamais eu d'affection thoracique.

Au commencement du mois de mai précédent, sans cause appréciable, il fut pris de frissons répétés, de toux opiniâtre et de dyspnée intense. Il dut cesser ses occupations, s'alita et appela, au bout de deux ou trois jours, un médecin.

Celui-ci lui fit appliquer un vésicatoire sur le côté gauche et lui en fit mettre ainsi huit successivement. Ce n'est pas tout : le même jour il lui fit prendre trois cuillerées à bouche d'huile de ricin, pendant quarante trois jours de suite.

C'était-là, on le voit, de la médication révulsive et médicative à haute dose, appliquée d'une main convaincue et que l'insuccès ne décourageait pas. On ne sait d'ailleurs ce qui doit étonner le plus, de la foi du médecin ou de la docilité du malade. Quoi qu'il en soit, ni l'un ni l'autre n'en furent récompensés : malgre ses huit vésicatoires et ses quarante-trois purgations, le patient ne se rétablit pas, bien au contraire ; et voici dans quel état il nous arriva.

L'aspect est absolument cachectique ; les tissus sont complètement décolorés, l'amaigrissement considérable et la faiblesse excessive. Il n'y a pas de fièvre dans la journée ; mais le soir, le malade éprouve une chaleur sèche, suivie de petites sueurs pendant la nuit. La peau est ordinairement sèche, aride presque. Il n'y a pas d'œdème des extrémités. Les symptômes thoraciques sont une dyspnée habituelle, surtout manifeste lorsque le malade essaye de gravir quelques marches; une toux assez fréquente, sans expectoration ; sa douleur de poitrine a disparu. Le côté gauche du thorax est dilaté et, en avant, les espaces intercostaux n'en sont plus apparents comme du côté opposé.

La matité est complète ; elle commence au-dessous de la clavicule et s'étend jusqu'aux fausses côtes, où elle est remplacée par la sonorité stomacale exagérée. En arrière, on trouve cette même matité depuis l'épine de l'omoplate jusqu'au bas.

L'oreille promenée sur tout le côté gauche n'y perçoit ni murmure vésiculaire ni bruits anormaux; partout le silence, malgré le soulèvement de la poitrine, partout, excepté dans l'aisselle, où l'on entend un léger souffle voilé, lointain, avec tremblottement de la voie transmise, et dans la fosse sous-épineuse, où le murmure respiratoire se produit presque pur.

Les vibrations thoraciques ont complètement disparu du côté gauche.

A droite, le cœur bat sous le sternum, dont il dépasse le bord droit de deux travers de doigt. Il n'y a aucune modification des bruits du cœur.

La respiration est normale à droite : il n'y a nulle apparence de tuberculisation.

Malgré la faiblesse, il n'y a ni défaillance ni tendance à la syncope. Le pouls bat de 80 à 84 fois par minute.

En dépit de l'irritation à laquelle il a été soumis, l'appareil digestif n'est pas troublé, il n'y a pas de diarrhée, mais l'appétit est à peu près perdu.

Le 30 juillet. Je me décide à pratiquer la ponction de la poitrine, ne doutant pas, en raison de tous les signes physiques constatés, et surtout à cause du déplacement du cœur, que j'obtiendrais deux à trois litres de sérosité. Quel ne fut pas notre étonnement, à M. Choyau et à moi, quand, après en avoir extrait 800 grammes seulement, nous sentîmes que le poumon venait frotter sur la canule du trocart, qui ne jouait plus librement dans la cavité de la plèvre, et que nous vîmes l'écoulement s'arrêter !

Il n'y avait pas que cela d'insolite : d'abord la sérosité était sanguinolente, ce qui nous fit conclure à la présence d'épaisses fausses membranes pariétales et à leur grande vascularisation ; mais ce qui était bien autrement étrange, c'est que le cœur resta déplacé comme devant et que l'on n'entendit pas davantage les bruits vésiculaires dans toute la partie antérieure de la poitrine.

Ce ne fut qu'en arrière que la sonorité revint et que le murmure respiratoire reparut, mais dans les parties supérieures seulement; à partir du bord inférieur de l'omoplate, tout le côté gauche resta mat et silencieux comme avant la ponction.

J'avais pratiqué celle-ci parce que je croyais à l'existence d'un vaste épanchement en raison du déplacement du cœur, de la matité absolue et de l'absence de respiration dans la presque totalité du côté gauche de la poitrine; et voilà que je n'obtenais qu'une quantité relativement petite de sérosité, après quoi le poumon est venu obturer la canule. Il n'y avait donc que cela de liquide au point où j'avais ponctionné, le quel était d'ailleurs le lieu d'élection (le sixième espace intercostal dans la ligne axillaire), mais ce n'était pas 800 grammes de sérosité qui avaient pu refouler le cœur à droite et donner naissance à tous les signes que j'ai dits; en conséquence, puisque malgré leur évacuation, la plupart de ceux-ci persistaient, et en particulier le déplacement du cœur, la conclusion legitime à laquelle j'arrivai, c'est que la cavité pleurale gauche était cloisonnée par d'épaisses fausses membranes, qui la divisaient probablement en un certain nombre de loges distinctes, et qu'une de ces fausses membranes, tendue verticalement du côté du médiastin, était assez rigides pour tenir le cœur dans sa position anormale, malgré la disparition d'une quantité de sérosité assez importante. C'était là une pleurésie non aréolaire, mais multiloculaire. Cependant l'opération soulagea le malade, qui dit respirer plus facilement.

Le 20 août, vingt et un jours plus tard, je fis une seconde ponction, à peu de distance du point où j'avais pratiqué la première. Cette fois, j'obtins moins encore; il ne sortit que 220 grammes de sérosité à peine teinte de sang. Le poumon vint très vite frotter contre l'extrémité de ma canule. Dans le cours de la journée, il s'écoula par la plaie de la ponction une quantité de liquide, qui traversa les pièces du pansement, les alèzes et les draps du lit, et qu'on peut bien évaluer à une quantité à peu près égale à celle qu'on avait directement extraite.

Le lendemain, l'écoulement avait cessé et la plaie était fermée.

A la suite de cette deuxième opération, souffle amphorique dans toute la région latérale du côté gauche, mais surtout intense au voisinage du creux axillaire. En avant, léger souffle tubaire, mais persistance de la matité, qui remonte toujours jusqu'à la clavicule.

On ne peut guère attribuer ce souffle qu'à la pénétration dans la poitrine d'une petite quantité d'air, durant le temps où la plaie donna issue à la sérosité.

En arrière, la respiration s'entendait cependant sur une étendue un peu plus considérable qu'avant l'opération, mêlée à un peu de frottement; mais toute la moitié inférieure gauche de la poitrine conserve, en arrière, les signes ordinaires d'un épanchement non douteux.

Deux jours après l'opération, la fièvre, qui, jusque-là, avait été à peu près nulle, le soir excepté, devint plus manifeste; la température axillaire étant, le matin, de 38°; le soir, entre 39,5 et 40°.

Puis l'état général devint pire encore; l'appétit se perdit à peu près complètement; le malade ne voulait plus quitter le lit; les membres inférieurs s'œdématisèrent légèrement.

Le 27 août, je résolus de faire une troisième ponction, un peu plus en avant que les deux autres; mais, cette fois, ce fut du pus que j'obtins; il en sortit un peu plus de 200 grammes.

La ponction ne soulagea que médiocrement le malade, qui s'éteignit le 6 septembre.

A l'autopsie, nous trouvâmes la plèvre médiastine rendue rigide par la superposition de fausses membranes, épaisses et ardoisées. C'était évidemment cette cloison rigide qui s'opposait au retour du cœur à sa position normale.

Le poumon était bridé par une coque pseudo-membraneuse, qui en empêchait la dilatation complète.

La cavité de la plèvre était cloisonnée par deux grandes fausses membranes, qu'on avait nécessairement déchirées en enlevant le sternum et les portions de côtes adhérentes à cet os.

Dans les loges interceptées entre ces fausses membranes, se trouvait plus d'un litre et demi de sérosité purulente.

C'était la loge antérieure que le trocart avait toujours pénétrée. Il aurait fallu ponctionner plus en arrière pour vider la loge postérieure.

Ce que je veux actuellement faire remarquer dans cette observation, qui offre tant de sujets de réflexions, c'est le changement de nature de la sécrétion à la suite de la seconde ponction.

Observation XV (Peter, Leçons de clinique médicale).

Pleurésie simple du côté gauche. Diurétiques de toutes sortes ; quatorze vésicatoires. Aggravation, transformation purulente de l'épanchement. Empyème : guérison.

Au commencement de janvier, un homme de 37 ans seulement, qui était robuste, qui n'était pas diathésique, qui s'était toujours bien porté, se froidit et contracta une pleurésie simple du côté gauche. Il entre dans un des services de l'hôpital le 4 janvier 1868 ; on y constate l'existence d'une pleurésie exsudative, on prescrit un vésicatoire et une potion diurétique. Puis, comme l'épanchement s'obstinait à ne pas disparaître, on mit ainsi vésicatoire sur vésicatoire sans ponctionner la poitrine, jusqu'à ce qu'enfin, trois mois environ après l'entrée du malade, en mars, le liquide se fit jour à 12 centimètres environ au-dessus et en dehors du mamelon, dans un espace intercostal, qui se perfora en deux endroits presque en même temps. Un autre orifice s'ouvrit un peu plus haut, à 3 centimètres au-dessous du mamelon. Du pus s'écoula en abondance par tous ces pertuis, qui restèrent fistuleux. L'écoulement du pus ne soulagea pas grandement le malade. Le niveau du liquide baissa suffisamment, pour que la fistule supérieure se fermât, mais cela six mois après son ouverture spontanée. Quant à la fistule inférieure, à deux pertuis, elle persista indéfiniment ; parfois elle semblait avoir de la tendance à s'oblitérer ; il ne coulait que très peu de liquide purulent ; puis elle se rouvrait bientôt largement, et le pus s'écoulait en abondance au grand soulagement du malade, qui était pris d'oppression dès que sa fistule coulait peu ; en d'autres termes, la plèvre gauche continuait à suppurer, et quand l'issue tendait à se fermer, le liquide s'accumulait et déterminait des phénomènes d'oppression.

En février 1869, treize mois après y être rentré, le malade quitta l'hôpital, ayant toujours sa fistule pleuro-cutanée. Le mois suivant, en mars, il rentra à l'hôpital, dans mon service de la salle Saint-Paul, et, peu de temps après, un autre symptôme vint démontrer qu'à son tour le feuillet viscéral de la plèvre s'était rompu, comme autrefois le feuillet pariétal ; et qu'il y avait ainsi simultanément fistule pleuro-cutanée et fistule pleuro-bronchique ; en effet, à la suite de nombreuses quintes de toux, le malade rejeta du pus en abondance par la bouche. A partir de ce moment, l'expectoration purulente persista, en présentant des alternatives relativement à l'abondance.

Ainsi, quand la fistule pleuro-cutanée se fermait en partie, et qu'il ne s'en écoulait plus qu'une quantité insuffisante de liquide purulent, la toux devenait plus vive, l'oppression augmentait jusqu'à devenir excessive, le malade expectorait à flots du pus, dout la quantité s'élevait d'un à deux crachoirs dans les vingt-quatre heures.

Quand, au contraire, la fistule cutanée était largement ouverte, les linges du pansement étaient chaque jour baignés de pus, et dans ces cas le malade en expectorait une quantité bien moindre.

Il y avait donc une sorte de balancement dans le rendement du kyste pleural par la bouche et par la peau. Comme la sécrétion purulente était continue, quand la fistule cutanée donnait peu, le pus s'accumulait, puis se faisait jour de vive force par la fistule bronchique.

Cet état, si pénible, durait ainsi depuis plusieurs mois; le malade déclinait chaque jour, perdait son appétit et ses forces, il avait de temps à autre des frissons assez prononcés, des sueurs la nuit, le sommeil était constamment troublé par la toux, lorsqu'enfin, au mois de juillet, voulant mettre un terme à ces accidents, je résolus de faire pratiquer une contre-ouverture à la paroi thoracique, d'y passer un drain, et de vider ainsi cette cavité pleurale, transformée en un véritable kyste purulent. Je pensais faire des injections détersives d'abord, excitantes ensuite, pour arriver à tarir cette abondante sécrétion de pus et amener la rétraction des parois de la plèvre, chroniquement enflammée. J'espérais obtenir ainsi la cicatrisation de la fistule pleuro-bronchique.

Il va sans dire que j'auscultais fréquemment le malade pour voir si la tuberculisation ne viendrait pas compliquer la situation et aggraver fatalement l'état du malade qui, d'ailleurs, déclinait chaque jour.

Indépendamment de l'amaigrissement qui allait croissant, les extrémités inférieures commençaient à s'œdématier. Cependant, en dépit de l'atteinte portée à l'hématose, aucun signe de tuberculisation pulmonaire ne se manifestait.

Du côté gauche de la poitrine, la matité était évidente dans la moitié inférieure du poumon, en arrière comme en avant et latéralement. Un peu au-dessus, il n'y avait que de la submatité ; quant au tiers supérieur, il conservait une sonorité à peu près normale. Les vibrations thoraciques étaient complètement abolies dans tous les points où se percevait la matité, et le murmure respiratoire se faisait entendre avec son rhythme et son timbre normaux au sommet du poumon gauche ; du côté opposé la sonorité et la respiration étaient absolument normales.

En conséquence, je priai M. Duplay d'examiner avec moi le malade, et de me donner son avis relativement à la contre-ouverture que je projetais de lui faire faire. M. Duplay introduisit avec une grande difficulté une bougie élastique, et trouva un trajet tortueux où la sonde s'engageait très peu profondément. En quelque sens qu'il la tournât, la bougie se trouvait toujours arrêtée, excepté en haut, où la sonde pénétrait obliquement, bien qu'avec peine.

Cette exploration faite, M. Duplay ne fut pas d'avis de pratiquer une contre-ouverture, ne sachant pas où la faire porter, attendu l'incertitude du chemin parcouru par l'instrument investigateur.

Cette ressource m'étant ainsi enlevée, je résolus de dilater l'ouverture fistuleuse au moyen de petits coins de laminaria digitata, me réservant d'agir plus activement ensuite. Ces choses se passaient vers la fin de juillet ; au bout d'une semaine, le trajet oblique fut suffisamment élargi dans une certaine étendue, pour que je pusse y introduire une sonde de gomme ordinaire, du calibre de 6 millimètres environ. Le premier jour de l'application de la sonde (1er août), il s'écoula environ un litre de pus par la sonde, et le malade en éprouva un grand soulagement.

Les jours suivants, le pus continua à couler, mais avec moins d'abondance que le premier jour, dans une vessie de caoutchouc vulcanisée que j'adaptai à la sonde.

A partir de ce moment, la teinte grise et plombée du visage commença à diminuer, l'appétit revint en partie, et l'œdème des jambes disparut complètement.

La respiration s'accomplissait mieux, et le malade ne se sentait plus gonflé comme autrefois après ses repas.

Cette amélioration ne me suffisait pas, je tentai, vers la fin d'août, d'obtenir la guérison du kyste à l'aide d'injections excitantes ; j'injectai d'abord de la teinture d'iode très étendue ; mais il en résulta presque aussitôt une oppression des plus pénibles, et le malade en rejeta une petite quantité par la bouche, avec des quintes de toux très fatigantes.

Ce moyen étant trop douloureux, je dus l'abandonner et laisser reposer le malade pendant quelques jours, durant lesquels, cependant, je lui fis respirer des vapeurs de teinture d'iode, afin de modifier quelque peu par l'intermédiaire de la fistule pleuro-bronchique l'intérieur du kyste purulent, et, à la fin d'août, je commençai les injections d'eau alcoolisée au 1/20 ; à la suite des premières injections, ébriété passagère, pendant laquelle le malade a la sensation et le goût de l'alcool dans la bouche. Le pus devint alors séreux et sanguinolent, et la quantité en diminua rapidement, au point que bientôt je ne laissai plus de sonde à demeure. De temps à autre, quand un peu d'oppression se manifestait, le malade remettait sa sonde, par laquelle il ne s'écoulait qu'une petite quantité de sérosité rosée. Alors aussi je recommençai l'injection alcoolisée.

A la fin d'août, voici quel était l'état des choses ; la matité persistait dans toute la moitié inférieure ; mais, au lieu de l'abolition complète du murmure respiratoire, on percevait comme un léger bourdonnement, qui indiquait le déplacement du poumon vers la base de l'organe.

Des frottements pseudo-crépitants se faisaient entendre sur les confins de la matité. Il n'y avait ni souffle, ni égophonie.

Le 3 septembre, l'ouverture fistuleuse est considérablement rétrécie, le malade ne tousse plus. Depuis trois ou quatre jours, il sort à peine dans les vingt-quatre heures deux ou trois cuillerées de sérosité légèrement sanguinolente.

La sonde pénètre très difficilement dans la cavité pleurale ; le chemin est plus court et plus tortueux.

Le malade, non seulement ne tousse plus, mais il n'a plus le goût du liquide injecté, comme il l'avait dans la bouche pendant les huit ou dix premiers jours où les injections furent pratiquées. Ces deux choses démontrent évidemment que la fistule pleuro-bronchique est fermée.

Quand le malade veut faire une profonde inspiration, il se sent gêné, dit-il, dans le côté gauche ; cependant progrès considérable, la respiration s'entend presque jusqu'au bas du poumon, faible, il est vrai, mais enfin perceptible. Quant à la matité, elle est toujours très prononcée.

L'état général est excellent; le malade mange avec appétit, dort sa nuit entière ; toutes les gaandes fonctions s'accomplissent, et les forces renaissent. Le malade reprend de l'embonpoint.

Le 15. On cesse les injections d'eau alcoolisée ; il ne s'écoule de la fistule qu'une cuillerée à soupe environ par vingt-quatre heures, tandis qu'il y a quinze jours on en obtenait encore de 60 à 80 grammes. Cette sérosité a toujours une odeur d'alcool très prononcée; elle est rosée par suite de la présence de globules de sang, dont les uns sont normaux et les autres déformés, elle contient quelques globules graisseux. La sonde ne s'introduit qu'avec peine dans la fistule.

Du 16 septembre au 6 octobre, époque durant laquelle on n'injecta plus d'alcool, le liquide qui s'écoulait par la sonde resta pendant quelques jours dans les proportions de 20 à 30 grammes environ, pour augmenter bientôt jusqu'à atteindre la quantité de 50 à 60 grammes. Pour en finir avec cette sécrétion intarissable, j'injectai, le 7 octobre, une solution de nitrate d'argent au 2/100. Le lendemain la fistule semblait fermée, et il n'en sortait aucun liquide.

Le surlendemain, 9 octobre, la fistule se rouvrit, et il s'en écoula environ 80 à 90 grammes d'une sérosité louche et d'un jaune rougeâtre.

Le 10. La sérosité a le même aspect, et sort avec la même abondance; on supprime alors les injections de nitrate d'argent pour en revenir à celles d'eau alcoolisée du mois précédent; au bout de deux ou trois jours, la quantité de sérosité retombe de 80 à 40 grammes, et bientôt elle n'est plus que de 20 à 25 grammes environ en vingt-quatre heures.

Le 26. Il ne sort plus par la plaie qu'une cuillerée de sérosité rosée qui remplit à peine le fond d'un verre à expérience.

La santé est excellente, l'appétit très vif et les forces sont revenues.

Quand à l'état local, il était à peu près le même qu'un mois auparavant; on entendait la respiration jusqu'à trois travers de doigt de la fistule, nonobstant la persistance de la matité à la base de la poitrine.

Dans les premiers jours de novembre, ce n'était plus que quelques gouttes de sérosité louche plutôt que purulente qui s'écoulaient par vingt-quatre heures de la fistule. Le malade pouvait donc être considéré comme guéri. Je l'engageai à reprendre ses occupations, espérant que l'exercice et le grand air achèveraient la cure. Le malade sortit en effet, et, un mois plus tard, un élève que j'envoyai à sa demeure pour prendre de ses nouvelles, constata la cicatrisation définitive de la fistule, qui s'était fermée depuis dix jours. Depuis lors, j'ai appris que la guérison était définitive, la fistule ne s'était jamais rouverte.

Observation XVI (thèse de Lemaire, 1868).

Pleurésie avec épanchement. Insuffisance des diurétiques et des vésicatoires. Empyème de nécessité. Mort.

Chenevière (Louis), âgé de 22 ans, soldat de 2e classe, au premier régiment d'infanterie de marine, entre à l'hôpital, le 19 mars 1868, pour une pleurésie gauche avec épanchement considérable.

Prescription : orge nitré 4 gr.. Potion avec 1 gr. de teinture de scille et 1 gr. de teinture de digitale. Application d'un large vésicatoire sur le côté malade. Pendant toute la durée du traitement, on administre fréquemment des purgatifs, on fait des badigeonnages avec la teinture d'iode.

Le 27. On constate de la fluctuation dans le sixième espace intercostal.

1er juillet. Le thorax est considérablement déformé, la peau est de plus en plus amincie dans l'espace intercostal, elle est rougeâtre et, comme on prévoit qu'elle ne tardera pas à être perforée, une légère traînée de potasse caustique est appliquée sur le point le plus saillant, pendant la visite du matin.

Vers trois heures de l'après-midi le pus se fait jour et coule en abondance.

Les 2 et 3. Une grande quantité de pus verdâtre sort de la plaie. La respiration se fait plus facilement.

Je ne trouve plus rien de signalé jusqu'au 26 août ; mais il est probable que la résorption purulente est venue compliquer l'état du malade, car il succombe ce jour-là.

D. *Mercuriaux.* — Les préparations hydrargyriques ont été depuis longtemps employées dans la pleurésie aiguë, mais elles paraissent avoir donné des résultats incertains. « L'utilité de ce traitement, dit Niemeyer, est si éminemment problématique et l'influence du mercure sur l'appauvrissement du sang dont les pleurétiques sont toujours menacés, si indubitable, que cette médication est à rejeter. »

Pendant quelque temps le traitement suivant a été pour ainsi dire classique en Angleterre contre les épanchements simples : Calomel pendant les six premiers jours, à la dose de 0,10, en même temps, 0,01 d'opium toutes les demi-heures. A l'extérieur, frictions mercurielles chaque quatre heures sur le côté affecté. Suspension du traitement aussitôt qu'apparaissent les premiers signes d'intoxication mercurielle. Après douze ou vingt-quatre heures, poudre de James (mélange d'oxyde d'antimoine et de phosphate de chaux) à la dose de 10 à 50 centigrammes. Il paraît que les résultats obtenus n'ont point été aussi satisfaisants qu'on l'avait dit tout d'abord, et nous tenons de notre ami le Dr William Weddell que cette méthode a été abandonnée par bon nombre de praticiens anglais. Elle a été reprise dans les hôpitaux maritimes français et en particulier dans le service de M. le professeur Gestin et de M. le docteur Rousselle. Nous devons à l'extrême obligeance de ce dernier quelques considérations très intéressantes sur le mode d'emploi des préparations hydrargyriques dans la pleurésie franche et sur leurs résultats pratiques.

« Les ventouses scarifiées, dit le Dr Rousselle, par leur action révulsive, diminuent ou font disparaître le point de côté et la dyspnée. Cette dernière considération a une importance majeure dans une affection où le poumon du côté sain est obligé de suppléer son congénère entravé dans son jeu fonctionnel. *Immédiatement après, et sur les plaies encore saignantes des ventouses*, tout le côté malade de la poitrine est enduit d'onguent mercuriel et recouvert d'un large cataplasme chaud. Cette médication, employée depuis quelques années à l'hôpital de Brest par M. le professeur Gestin actuellement directeur du service de santé à Toulon, lui a constamment donné de bons résultats. En ce qui me concerne je n'ai également qu'à m'en louer, Pour être efficaces, ces onctions mercurielles doivent être employées avec persévérance pendant un nombre de jours quelquefois considérable, en un mot jusqu'à ce que les signes stéthoscopiques aient permis de constater la disparition de l'épanchement. *Ce résultat n'est pas toujours rapide, mais il est presque toujours certain.* A moins qu'ils n'atteignent des proportions exagérées, les quelques accidents inhérents à l'absorption du mercure ne doivent pas être considérés comme des contre-indications; je dirai plus : les plus fréquents d'entre eux, la stomatite et les éruptions cutanées ont leur effet curatif en établissant une révulsion qui répond aux deux indications signalées précédemment. La stomatite et la salivation peuvent toujours être modérées par le chlorate de potasse; il ne faut pas se laisser effrayer par l'apparition des manifestations du côté de la peau ; j'ai plusieurs fois vu des érythèmes scarlatiniformes généralisés qui disparaissaient en trois ou quatre jours quand on suspendait pendant ce temps les applications mercurielles... Ces larges onctions mercurielles ne constituent pas à elles seules le traitement de la pleurésie ; il faut appeler à son aide d'autres agents contre l'exsudat pleural. Quand le niveau de l'exsudat sera devenu fixe, il faudra l'attaquer à l'aide des diurétiques et des purgatifs drastiques; on est alors certain de ne pas aller à l'encontre du mouvement morbide. Une diète sévère est de rigueur; les boissons doivent être prises en petite quantité afin de maintenir le sang dans un état de concentration favorable à l'appel des liquides placés en dehors du système circulatoire. » Cette médication a donné à M. Rousselle d'excellents résultats, sauf dans les cas d'épanchements pleuraux secondaires ou évoluant sur des sujets tuberculeux, lesquels souvent devenus purulents ont nécessité l'empyème. Voici d'ailleurs sa statistique :

Sur 21 cas de pleurésie franche aiguë évoluant sur des sujets non entachés de diathèse tuberculeuse, « je n'ai eu qu'à constater des résultats heureux. La durée du traitement a été la suivante :

	PLEURÉSIE DROITE	PLEURÉSIE GAUCHE
Durée moyenne......	46 jours 10	51 jours 36
— maximum.....	98 —	120 —
— minimum.....	15 —	27 —

Nous tenons à remercier M. le Dr Rousselle de son intéressante communication et de son extrême obligeance, mais nous nous demandons si les heureux résultats qu'il signale ne sont pas dus en grande partie à la seule action des ventouses appliquées au début et non renouvelées. Nous redoutons plus que lui les conséquences de la salivation mercurielle.

Comme l'ont montré Gubler, Bouchard, Fournier, il faut toujours tenir compte dans l'administration du mercure des idiosyncrasies particulières. Certains sujets ne peuvent en absorber des doses minimes sans présenter des accidents sérieux. Dans certains cas même, on n'est pas maître de la salivation mercurielle; malgré toutes les précautions, malgré la suppression immédiate du médicament, rien ne peut l'arrêter et elle poursuit son cours avec une violence extrême (Fournier). Et puis « le résultat n'est pas toujours rapide » et la durée moyenne « peut sembler un peu longue » ainsi que le reconnaît d'ailleurs le Dr Rousselle. Il faut toutefois « considérer que les malades ont été gardés à l'hôpital jusqu'à complète guérison et qu'ils n'ont reçu leur exéat que lorsque des frottements secs et peu marqués indiquaient que l'exsudat était depuis longtemps résorbé et que les néo-membranes avaient subi leur dernière phase d'évolution. » Nous avons vu enfin ce qu'il fallait penser de l'efficacité des purgatifs, des diurétiques et du régime diététique.

E. *Antiphlogistiques.* — L'emploi des saignées a été préconisé depuis longtemps dans le traitement de la pleurésie. Sydenham, Baglivi, Triller et beaucoup d'autres praticiens des XVIIe et XVIIIe siècles recouraient aux émissions sanguines répétées contre la pleurésie franche, légitime. Sydenham évalue à quarante onces environ la quantité de sang qu'il faut retirer à un adulte dans l'espace de quatre jours, pour une pleurésie *confirmée*.

Pinel se récria contre une semblable pratique. « Comment concilier, dit-il, avec les principes éternels de la force médicatrice de la nature, ce que dit Sydenham au sujet du traitement de la pleurésie, qui, suivant lui, ne peut être guérie chez un adulte qu'en lui faisant perdre quarante onces de sang par des saignées successives ? » Il pense que les saignées ont, en général, un effet très indirect sur les inflammations de la plèvre, et que l'application des sangsues est préférable.

Pinel eut ses partisans, et il se produisit contre l'emploi de la saignée une réaction lente, mais celle-ci n'en constitua pas moins le traitement le plus efficace des affections thoraciques aiguës. Il y a quarante ans, une grande polémique s'éleva, dit M. Peter, entre trois hommes considérables de la médecine française : Bouillaud, Chomel et Louis ; on discutait sur la question de savoir, non pas si l'on devait saigner dans la pleurésie, mais comment et combien de fois on devait tirer du sang.

Nous lisons ce qui suit dans la *Clinique médicale* de Andral. Les émissions sanguines doivent être abondamment pratiquées dès le début de la maladie (pleurésie). Lorsque la douleur apparaît et qu'il n'existe encore aucun épanchement, des sangsues appliquées en grand nombre sur le côté douloureux font souvent avorter la maladie. On obtiendra plus sûrement cet effet si, avant l'application des sangsues, on pratique une saignée générale. Lorsque l'épanchement existe on doit avoir recours *hardiment* aux saignées. Tant que la dyspnée est considérable, la fièvre intense et les forces en bon état, on ne doit pas craindre d'insister sur les émissions sanguines. On doit encore y revenir si, après que la phlegmasie a passé à l'état chronique, elle vient à s'exaspérer de nouveau... *Quelle que soit le peu d'intensité des pleuré-*

sies, nous pensons qu'elles doivent être attaquées dès le début par d'abondantes émissions sanguines. Si, en effet, n'ayant égard qu'à la bénignité des symptômes actuels, on leur oppose un traitement peu actif, trop *souvent on a lieu de s'en repentir*, soit *parce qu'un épanchement* survient, soit parce que la phlegmasie de la plèvre négligée se propage au parenchyme pulmonaire. Dans dix cas de pleurésie aiguë, traités par les émissions sanguines et les vésicatoires, la guérison eut lieu très rapidement; dans les trois premiers cas, il n'y eut même pas d'épanchement, la maladie fut pour ainsi dire jugulée; dans les sept autres il y eut épanchement et la guérison se fit rapidement. La troisième observation est surtout remarquable par la coïncidence de la brusque disparition des symptômes à la suite d'une abondante hémorrhagie utérine qui fut évidemment critique. Andral ne rapporte pas d'autres cas « parce que, dit-il, ils ne seraient que l'exacte répétition des précédents. »

Sur 21 malades traités par Bouillaud, du mois d'avril 1834au mois de mars 1836, un seul pleurétique a succombé, encore s'agissait-il d'une pleurésie double survenue chez une malade profondément débilitée et compliquée de péricardite. Pas une seule fois l'affection n'est passée à l'état chronique.

Chomel soignait ses malades et ne discutait que la formule des saignées coup sur coup.

Louis, qui saignait et qui ventousait ses pleurétiques, disait en pleine Académie que la pleurésie n'entraîne jamais ou presque jamais la mort.

Dans son article Pleurésie, du *Dictionnaire de médecine et de chirurgie pratiques*, Cruvelhier propose le traitement suivant.

« Il est certain que les sangsues appliquées loco dolenti suffisent pour guérir un grand nombre de pleurésies. Cependant, je crois qu'en général il est prudent d'aborder le traitement de la pleurésie par une saignée générale... Quelques heures après la saignée générale, on aura recours à l'application de vingt à quarante sangsues (chez l'adulte) et on les laissera couler abondamment.. J'ai rarement recours à une seconde, plus rarement encore à une troisième saignée générale dans le traitement de la pleurésie, et dans tous les cas je mets entre les saignées l'intervalle d'un jour ou deux. »

Grisolle conseille le traitement antiphlogistique, dont l'énergie sera proportionnelle à l'étendue de la maladie et à l'intensité de la fièvre. C'est pour lui le seul qu'il convienne d'employer au début de l'affection. Des faits nombreux ont, dit-il, démontré le peu d'utilité de la méthode contre-stimulante avec l'émétique à haute dose. Les saignées générales seront avantageusement combinées aux saignées locales, sangsues ou ventouses. En même temps les malades observeront un repos absolu; ils seront soumis à une diète sévère et à l'usage des boissons délayantes.

Avec Chomel et Cruveilhier, Grisolle est un des derniers médecins partisans de la saignée. Depuis les analyses d'Andral et de Gavarret, on a vu l'anémie dans toutes les maladies, on a oublié la *couenne inflammatoire*, la couenne pleurétique, on a condamné sans retour la thérapeutique des anciens et la saignée est une méthode de traitement aujourd'hui tombée en désuétude.

Dans sa traduction de Walshe, Fonssagrives se plaint que les émissions sanguines n'occupent plus dans le traitement de le pleurésie la place qui leur est due ; le professeur Peter insiste en termes éloquents sur les conséquences, d'après lui désastreuses, de ce mépris des saignées générales. Il attribue à l'abandon de cette pratique ancienne la formation si commune aujourd'hui, et naguère inconnue, de ces vastes épanchements dont la résorption est impossible et dont on n'arrive à débarrasser les malades qu'à l'aide de la thoracentèse. On néglige trop les émissions sanguines. Si pour les citadins, dont l'organisme n'a pas la vigueur, ni le sang, la richesse de ceux des campagnards, on ne peut pas toujours avoir recours à la saignée générale, au moins doit-on commencer le traitement par une application de ventouses scarifiées ou de sangsues, en nombre proportionné à la force du malade et à l'intensité de la douleur comme de la fièvre (à l'intensité de la douleur surtout), application que l'on renouvelle ou non, suivant le besoin. C'est là le traitement de la lésion locale, et il suffit, quand la pleurésie est simple, c'est-à-dire franchement inflammatoire, mais quand il y a complication bilieuse ou saburrale, le savant clinicien traite l'état général, en réalité primitif, par la médication éméto-cathartique. Nous allons voir toute l'excellence de cette méthode.

B.— Traitement local.

Le traitement local de la pleurésie consiste aujourd'hui dans les saignées locales (sangsues ou ventouses scarifiées), l'application de vésicatoires ou la thoracentèse.

A. *Saignées locales.* — Les émissions sanguines locales ont ce double avantage :

1° De diminuer l'inflammation comme le font les saignées générales;

2° De diminuer ou faire disparaître le point de côté et la dyspnée.

« Rien n'est plus évident que l'action d'une émission sanguine locale au cas de pleurésie : d'abord elle fait cesser immédiatement la douleur, c'est-à-dire la névrite intercostale de voisinage. Et puisque celle-ci est due à la propagation de l'inflammation de la plèvre ou nerf adjacent, c'est donc que la phlegmasie pleurale a été amoindrie. D'ailleurs, la cessation de la douleur fait disparaître une cause de dyspnée et d'insomnie, avec leurs conséquences, l'anhématose et l'épuisement des forces. Aussitôt saigné ou ventousé, le pleurétique se sent tellement soulagé qu'il vous en remercie avec effusion : il respire mieux, voilà ce qu'il éprouve. Et vous, voici ce que vous constatez : la matité a diminué de hauteur comme d'intensité; les bruits stéthoscopiques restent stationnaires ou décroissent. Le souffle est moins intense, l'égophonie d'un timbre moins dur, parfois même la crépitation ou le frottement, indices d'une diminution de l'exsudat, ont remplacé ces bruits. Ainsi tout s'enchaîne merveilleusement : disparition de la douleur, c'est-à-dire cessation de la névrite, c'est-à-dire diminution de la pleurite, et par suite, arrêt dans le travail d'exsudation. Or, ce qui fait le danger de la phlegmasie de la plèvre, c'est précisément ce travail d'exsudation qu'on laisse s'effectuer avec toute la passivité d'un brahmine. »

Par sa méthode, *et quand la maladie a été prise à son début*, M. Peter n'a jamais vu se former ces vastes épanchements dont la résorption est impossible, et il n'a jamais dû recourir à la ponction de la poitrine. Bien souvent il nous a été permis de vérifier combien est exacte l'assertion du savant professeur, et nous rapportons plus loin quelques observations très probantes à cet égard. Nous ne pouvons résister au désir de citer quelques passages d'une lettre que nous adressait il y a quelques jours notre excellent maître, M. Kircheberg, professeur à l'École de médecine de Nantes, à qui nous demandions quelques conseils relativement à notre thèse.

« Je suis tout à fait partisan d'une médication active « sans le traitement de la pleurésie aiguë. C'est par les « sangsues et les vésicatoires que je soigne mes pleuré« tiques. Je l'ai fait si souvent que, depuis longtemps, « je n'ai plus conservé d'observations écrites à ce sujet. « Je n'en ai donc pas à vous offrir, si vous le jugez à « propos, je vous autorise à dire que les pleurétiques de « mon service et de ma clientèle ne sont pas traités au« trement. Depuis longtemps je trouvais qu'on avait eu

« tort d'abandonner cette médication, et j'ai été très « heureux en lisant le traité clinique de M. Peter de voir « qu'il recommande de revenir à la pratique de nos « vieux maîtres de l'école de Paris.

« En ce moment même, je soigne en ville une jeune « femme d'une trentaine d'années, qui a été prise d'a- « bord de douleurs rhumatismales au cou, à la tête, « puis brusquement de pleurésie à gauche; trois jours « de suite, je lui ai fait sur le point douloureux une ap- « plication, d'abord de douze, puis de six, et enfin de six « sangsues, puis j'ai commencé une série de grands « vésicatoires. Nous sommes aujourd'hui au quatorzième « jour de la maladie, elle n'a plus de fièvre, le point de « côté a disparu, l'égophonie est insignifiante et je ne « doute pas que d'ici peu de jours, à ce commencement « de convalescence, ait succédé une guérison complète.

« En résumé, je me suis toujours mis en garde contre « les idées du jour, à propos du traitement de la pleu- « résie aiguë et depuis que je connais l'ouvrage de « M. Peter, j'ai persisté de plus en plus dans la voie que « nous avaient tracée nos anciens maîtres. »

« Dr E. Kircheberg. »

Observation XVII (Personnelle).

Pleurésie gauche traitée par les antiphlogistiques au début. Guérison.

F..., 21 ans, matelot, constitution vigoureuse, entre à l'hôpital de Saint-Mandrier, le 20 février 1882, avec les symptômes suivants: douleur violente au-dessous du mamelon gauche; respiration dyspnéique; vibrations vocales conservées; égophonie et froissements pleuraux dans les deux tiers inférieurs de l'hémithorax gauche en arrière. Temp. mat.: 38,4; soir, 39.

Prescription : chiendent nitré ; bouillon, application de 20 sangsues au côté gauche.

Le 21. Douleur du côté gauche presque disparue; murmure vésiculaire et vibrations vocales non perçues à la base: matité au même niveau; égophonie et froissements pleuraux à l'angle inférieur de l'omoplate. Temp. matin, 38,2; soir, 39.

Prescription : chiendent nitré; bouillon; application de 6 sangsues au côté gauche.

Le 22. Le point de côté a complètement disparu, matité s'élève à deux travers de doigt au-dessous de l'angle inférieur de l'omoplate. Temp. 37,6 le mat.; 38,2 le soir.

Prescription: chiendent nitré; jus de viande, bouillon ; application de 6 sangsues à gauche.

Le 23. Même état. Chiendent nitré ; jus de viande; 100 gr. de vin de quinquina.

Le 25. La température est à 37° le matin, et 37,6 le soir. Etat général très bon ; le malade respire bien, a faim, la matité ne s'élève qu'à trois travers de doigt au-dessous de l'angle inférieur de l'omoplate; égophonie à ce niveau.

Prescription: soupe, viande rôtie, œufs, petite quantité de vin de Bordeaux, chiendent nitré.

Le 26. Matité peu étendue à la base du thorax à gauche. Egophonie et frottements au-dessus de la ligne de matité. Temp. matin 37°, soir 37,4. L'épanchement étant trop peu abondant pour être ponctionné, on applique un vésicatoire à la partie postérieure du côté gauche, injection de pilocarpine 0,01 centigr., même prescription par ailleurs.

1er mars. Sonorité presque normale dans toute l'étendue de la paroi thoracique gauche, vibrations vocales perçues, mais moins sensibles qu'à droite; la respiration s'entend également bien à droite et à gauche; frottements légers à la base de l'hémithorax gauche.

Le 2. Malade complètement guéri, demande à reprendre son service, après quatorze jours de traitement.

Observation XVIII (Inédite).

Pleurésie gauche avec épanchement abondant. Guérison rapide par les ventouses scarifiées et le vésicatoire.

B..., femme de chambre, 29 ans, entrée dans le service de M. Peter à l'hôpital de la Charité, salle Sainte-Madeleine, le 2 janvier 1882 pour rhumatisme articulaire.

Le 9. La malade, alors que les signes de l'affection qui l'avait amenée à l'hôpital se dissipaient, est prise de frissons, céphalalgie, fièvre (temp. 39). Dyspnée considérable avec vive douleur au côté gauche. L'examen fait constater tous les signes d'un épanchement assez considérable à gauche pour que l'on puisse songer à la ponction. — Traitement: 8 ventouses scarifiées.

Dès le lendemain, le point de côté a disparu, la dyspnée est également moins forte, et la température est à 38,4.

La matité occupe les deux tiers inférieurs de l'hémithorax gauche les vibrations et la respiration ne sont pas perçues à la base dans tout l'espace occupé par la matité.

Les 10 et 11. Même état. Application d'un vésicatoire.

Le 12. Apyrexie. La dyspnée a complètement disparu.

Le 14. La matité tombe au tiers inférieur. Souffle et égophonie audessus de la ligne de matité.

Le 16. La sonorité revient à la base; les vibrations thoraciques et le murmure vésiculaire sont également perçus.

Le 20. La malade complètement guérie de son épanchement part pour le Vésinet.

Observation XIX (Inédite).

Pleurésie rhumatismale gauche. Guérison rapide par les ventouses scarifiées.

Delfriche, journalier, 46 ans, entré dans le service de M. Peter, hôpital de la Pitié, salle Saint-Benjamin, lit 23, le 8 juin 1878.

Le 6. Courbature, céphalalgie, frissons répétés, fièvre, point de côté très violent à gauche.

Le 8 (entrée dans le service). Point de côté intense à gauche. Dyspnée. Peu de toux. Temp. 39.

Palpation : vibrations thoraciques accrues dans la partie supérieure gauche, non perçues à la base.

Percussion : matité complète dans les deux tiers inférieurs.

Auscultation : absence de murmure vésiculaire à la base ; respiration faible dans le tiers supérieur. Cœur légèrement dévié à droite, présentant un souffle à la pointe et au premier temps.

D... a eu plusieurs atteintes de rhumatisme articulaire et ses mains présentent les indices du rhumatisme noueux.

Diagnostic. Pleurésie gauche, avec épanchement considérable, survenue chez un rhumatisant.

Traitement : 8 ventouses scarifiées.

Le 10. Le point de côté a disparu ; la dyspnée est moins forte ; la température moins élevée.

6 ventouses scarifiées sur la région précordiale.

Les 12 et 13. Persistance des mêmes signes.

Le 14. La matité ne s'étend plus qu'au tiers inférieur. Le cœur est revenu à sa place. Les vibrations vocales sont sensibles même à la base et le murmure respiratoire perçu. Apyrexie. Application d'un vésicatoire.

Le 15. Apyrexie. Le murmure vésiculaire est perçu également bien à droite et à gauche.

Le 17. Le malade complètement guéri laisse l'hôpital pour se rendre à Vincennes.

Observation XX (Personnelle).

Pleurésie gauche traitée par les antiphlogistiques. Guérison.

R..., soldat d'infanterie de marine, 24 ans, entré dans le service de M. Coste, médecin principal, hôpital de Saint-Mandrier, salle 5, le 3 mars 1882.

Le 2. Le malade étant de garde a éprouvé plusieurs frissons, n'a pu se réchauffer de la nuit.

Le 3 mars. Violente douleur de côté à gauche, dyspnée considérable ; céphalalgie ; température, 39,2.

Matité limitée au tiers inférieur du côté gauche; absence de vibrations thoraciques et silence respiratoire à la base; souffle et égophonie au-dessus de la limite de la matité.

Traitement : 10 ventouses scarifiées.

Dès le lendemain (4 mars), la douleur de côté a disparu, la dyspnée est moins violente; la température à 38.

Le 6. La matité remonte jusqu'à l'angle inférieur de l'omoplate; les vibrations vocales et le murmure vésiculaire ne sont pas perçus dans les deux tiers inférieurs.

Application d'un vésicatoire.

Le 8. La matité tombe au tiers inférieur; égophonie au tiers moyen. Le malade tousse quand il change de position. Apyrexie.

Le 10. Le murmure respiratoire est perçu et les vibrations thoraciques sont sensibles dans toute la hauteur de l'hémithorax gauche.

Les 12 et 14. Même état.

Le 15. La sonorité revient au tiers inférieur; de légers frottements sont perçus à la base.

Le 20. R... complètement guéri demande à reprendre son service.

Observation XXI (Personnelle).

Pleurésie gauche traitée par les antiphlogistiques. Guérison.

V. B..., nourrice, entre le 7 juin à l'hôpital Necker, dans le service de M. le professeur Potain ; depuis trois mois son appétit était diminué, elle éprouvait de temps en temps des points de côté, mais ne maigrissait pas. Il y a huit jours, sans avoir rien changé à ses habitudes, elle a été prise de frissons, céphalalgie, fièvre et douleur intense au-dessous du sein gauche. Trois jours après, elle a mouché un peu de sang. Son père est mort de pleurésie, sa mère est bien portante, trois frères en bonne santé.

A son entrée, on constate : un peu de stupeur, céphalalgie, langue sale avec impression des dents, anorexie, ventre souple non ballonné, pas de douleurs ni de gargouillements iliacaux, selles normales. L'examen du foie et de la rate ne dénote rien de particulier.

A l'examen de la poitrine : respiration et sonorité normales à droite; à gauche : absence des vibrations vocales et du murmure vésiculaire; matité complète dans la moitié inférieure; sonorité exagérée, égophonie et souffle voilé dans la fosse sous-épineuse gauche.

La malade ne tousse pas quand elle se lève ou se déplace dans son lit.

Rien au cœur. Temp., 38,8.

Prescription : 8 ventouses scarifiées au côté gauche en arrière; bouillon, vin de quinquina, 60 grammes.

Le 9. Le point de côté a disparu, ainsi que la stupeur du premier jour; la malade est au contraire très gaie. Temp., 38,5.

Le 10. La malade se sent mieux, respire facilement; la température ne monte qu'à 37,5.

Le 11. Matité moins étendue, légers frottements au-dessus de l'angle inférieur de l'omoplate. Apyrexie.

Le 13. La malade va très bien, a faim; sonorité revient dans la partie inférieure de l'hémithorax gauche et la respiration s'entend également bien des deux côtés.

Le 15. Plus de trace d'épanchement; frottements légers dans la partie inférieure gauche du thorax; la malade retourne chez elle.

Observation XXII (Personnelle)

Pleurésie double traitée par les ventouses scarifiées et les vésicatoires. Guérison.

R... journalier, entré dans le service de M. Peter, le 2 mai 1882, à l'hôpital de la Charité, salle Saint-Jean-de-Dieu, n° 16.

Le 25 avril dernier, R... a éprouvé, à la suite d'un refroidissement des frissons, céphalalgie, avec vive douleur au côté gauche.

Le 4 mai (jour de l'entrée à l'hôpital), violente douleur au côté gauche, dyspnée considérable, temp. 39,6.

Vibrations thoraciques disparues dans presque toute la moitié gauche du thorax ; absence du murmure respiratoire, matité complète remontant presque sous la clavicule.

Pointe du cœur battant derrière le sternum.

Le malade ne peut se coucher sur le côté droit sans suffoquer immédiatement.

Traitement. — huit ventouses scarifiées.

Le 5. Atténuation de la douleur, de la dyspnée et de la température qui cependant est à 39°.

Le 7. La douleur de côté a disparu ; dyspnée mais moins intense que le premier jour, temp. à 38,6. Vésicatoire au côté gauche.

Le 9. La matité a beaucoup diminué et les vibrations thoraciques sont perçues jusque dans la partie moyenne de l'émithorax.

Le 10. Augmentation de la dyspnée et de la température qui s'élève à 40°.

Douleur au côté droit.

Absence des vibrations vocales et de la respiration dans le tiers inférieur et la moitié thoracique droite, matité remontant jusqu'à la partie moyenne, huit ventouses scarifiées au côté droit.

Le 11. Dyspnée moins forte, point de côté disparu, temp. 39°.

Les 12 et 13. Temp. 38°2. Vibrations thoraciques perçues au tiers inférieur, égophonie, vésicatoire au côté droit.

Le 14. La sonorité revient à droite dans le tiers inférieur ; les vibrations et la respiration y sont sensibles, temp. 38°, à gauche, la matité occupe encore les deux tiers inférieurs, les vibrations thoraciques et le murmure respiratoire sont perçus dans la fosse sous-épineuse, égophonie très marquée dans ce point.

La pointe du cœur bat dans le cinquième espace intercostal gauche, application d'un second vésicatoire.

Le 15. Persistance des mêmes signes. Temp. 37,8.

Le 17. La sonorité revient dans la ligne axillaire et en bas en arrière, la matité paraît localisée à leur zone moyenne en arrière. Les vibrations sont d'ailleurs perçues dans toute l'étendue de l'hémithorax gauche.

A droite la sonorité, la respiration et la transmission des vibrations vocales sont parfaites.

Le 18. La température est à 37°. Le malade se couche sur le côté droit, ce qu'il ne pouvait faire à son entrée sans être pris immédiatement de suffocation.

Les 19 et 20. L'amélioration continue, on entend encore de l'égophonie à gauche, et la sonorité n'est pas entièrement revenue, mais nul doute qu'en peu de jours ce commencement de convalescence ne soit transformé en une guérison complète.

Observation XXIII (Personnelle).

Pleurésie gauche traitée par les antiphlogistiques. Guérison.

M..., charbonnier, 28 ans, entre le 26 mai 1877, dans le service de M. le professeur Potain, salle Saint-Luc, hôpital Necker. Etant soldat, M... eut un point de côté à gauche et une affection de poitrine qui le retint cinquante jours à l'hôpital ; depuis il jouissait d'une bonne santé quand il y a dix jours il a été mouillé ; le lendemain il a eu du frisson, de la fièvre, une diminution de l'appétit et une vive douleur au côté gauche. Néanmoins il a pu travailler encore pendant deux jours.

A son entrée on constate : un peu d'oppression, sonorité normale à droite ; respiration soufflante à la partie supérieure, à gauche : diminution des vibrations locales et matité à peu près complète dans les deux tiers inférieurs ; la respiration qui ne s'entend que dans la partie supérieure a un caractère tubaire ; voix plutôt bronchophonique qu'égophonique ; tousse dès qu'il s'assied.

Peu d'appétit, selles régulières. Temp. 38,2.

Prescription. — Huit ventouses scarifiées au côté gauche, bouillon, potion avec 15 grammes d'oxymel scillitique.

Le 28. Même état, application d'un vésicatoire.

Le 29. Egophonie à la partie moyenne ; le souffle a plus d'intensité ; cette augmentation du souffle est ici un signe de diminution de la matité en ce sens que la pleurésie diminue et que la congestion persiste.

Le 30. Souffle s'entendant presque jusqu'à la base du poumon gauche ; égophonie et légers frottements à la partie moyenne.

Le 31. Souffle moins intense ; l'égophonie s'entend plus bas, les vibrations vocales se perçoivent presque jusqu'en bas.

5 juin. Le malade part pour Vincennes, guéri.

Observation XXIV (thèse de Ferrand, 1878).

Pleurésie droite avec congestion pulmonaire du même côté. Traitement par les ventouses et le vésicatoire. Guérison.

Baurson, demoiselle de magasin, âgée de 19 ans, entre dans le service de M. Ollivier, hôpital de Lariboisière, salle Sainte-Elisabeth, lit n° 33 bis, le 16 février 1878.

14 février. Début avec frisson, fièvre, point de côté.

Le 16 (entrée dans le service). Fièvre, point de côté intense à droite. Dyspnée considérable. Pas de toux. Expectoration peu abondante.

Signes physiques. — A droite : voussure, matité jusqu'à la clavicule. Vibrations nulles dans les deux tiers inférieurs, faibles en haut.

Auscultation. — Silence respiratoire à la base droite, respiration faible dans le tiers inférieur. Pas de râles.

Diagnostic. — Pleurésie droite avec épanchement considérable.

Traitement. — 8 ventouses scarifiées à droite.

Les 17 et 18. Persistance des mêmes signes. Dyspnée très intense.

Le 19. Défervescence. Plus de point de côté. Plus de dyspnée. La matité tombe au tiers inférieur. Le murmure respiratoire est perçu et les vibrations thoraciques sont sensibles dans toute la hauteur.

Du 19 au 30. Même état. Vésicatoire.

6 mars. Exaspération de la fièvre. Réapparition de la dyspnée et du point de côté.

La matité remonte jusqu'à la clavicule. Le foie est abaissé. Pas de vibrations thoraciques à droite.

Auscultation. — La respiration s'entend, mais faible et éloignée dans toute la hauteur de la matité. De nouveau on croit à un épanchement considérable et on se dispose à faire la thoracentèse.

En l'absence de M. Ollivier, l'opération est remise au lendemain.

Le 7. Amélioration notable. La thoracentèse n'est pas pratiquée.

Le 10. Atténuation de tous les signes. Guérison.

Observation XXV (thèse de Ferrand, 1878).

Épanchement pleural à gauche avec congestion pulmonaire du même côté. Traitement par les ventouses scarifiées et un vésicatoire. Guérison.

Roussel (Edouard), 16 ans, entré dans le service de M. Ollivier, hôpital de Lariboisière, salle Saint-Henri, lit n° 11, le 30 mars 1878, malade depuis huit jours. Début avec frissons peu intenses et répétés, douleur diffuse dans tout le côté gauche, céphalalgie, vomissements.

30 mars (entrée dans le service). Fièvre modérée, douleur thoracique pénible, dyspnée assez intense, toux, expectoration gommeuse très abondante.

Signes physiques. — Percussion à gauche, en arrière, submatité des deux tiers supérieurs, matité absolue du tiers inférieur. Pas de bruit thoracique sous la clavicule.

Palpation. — Vibrations thoraciques atténuées dans le côté gauche et nulles à la base.

Auscultation. — Respiration faible dans le tiers supérieur ; souffle doux à la racine des bronches ; murmure vésiculaire nul en bas ; pas de râles ; bronchophonie dans la zone supérieure se transformant en une égophonie très nette dans la zone inférieure.

Diagnostic. — Epanchement pleural à gauche avec congestion pulmonaire du même côté.

Traitement. — 8 ventouses scarifiées en avant, un vésicatoire en arrière et à gauche.

1er avril. Le point a disparu.

Les signes d'épanchement. — Matité absolue, silence complet à la base, égophonie, abolition des vibrations, sont absents. Ces signes de congestion pulmonaire persistent seuls, mais très atténués : de plus, on perçoit quelques frottements légers à la base gauche.

Observation XXVI (Peter, Leçons de clinique médicale).

Epanchement pleurétique abondant compliqué de tubercules pulmonaires. Traitement par les ventouses scarifiées et les vésicatoires. Guérison en cinq jours.

C'était un jeune homme de 24 ans, couché au même lit n° 18, le 26 janvier. Il était malade depuis quinze jours, époque à laquelle il avait eu des frissons et un point de côté sous le mamelon droit. Depuis lors, il avait chaque soir des frissons erratiques. La respiration était devenue pénible ; il y avait de la toux sèche et quinteuse, l'appétit et les forces s'étaient progressivement perdus. Huit jours avant d'entrer à l'hôpital, il avait été forcé de s'aliter, mais sans faire aucun traitement.

La face était pâle et amaigrie, la poitrine étroite, les membres grêles.

Légère matité aux deux sommets en arrière avec quelques craquements secs à l'auscultation ; sonorité normale dans le reste de la poitrine à gauche; au contraire, à droite, matité à partir du tiers moyen laquelle devient absolue au tiers inférieur. Murmure respiratoire mêlé de quelques craquements dans la fosse sus-épineuse,pur jusqu'au tiers moyen ; frottement dans la zone qui s'étend jusqu'à la jonction au tiers inférieur, où l'on perçoit du souffle et une belle égophonie ; puis silence absolu aux points absolument mats.

Il existait donc un épanchement remontant jusqu'au niveau du tiers moyen de la cavité pleurale droite.

La température était de 38°,8 le matin et le pouls à 80.

Il y avait donc encore de la *fièvre* (notez ce point) ; ce qui me fit dire que la ponction n'était nullement indiquée, bien que l'épanchement fût suffisamment considérable pour qu'on pût espérer tirer un litre de sérosité de cette plèvre enflammée. Mais, précisément parceque l'inflammation n'était pas éteinte, on pouvait espérer, par des moyens médicaux, arrêter le travail de sécrétion et faire résorber la sérosité épanchée; tandis que la ponction laissant l'inflammation en l'état, si tant est qu'elle ne l'aggravât pas, ne ferait que soutirer le liquide, lequel ne tarderait pas à se produire soit sous la forme de sérosité primitive, soit sous celle de sérosité purulente, ou de pus.

En conséquence, je fis appliquer trois ventouses scarifiées pour tirer une centaine de grammes de sang et placer un cataplasme sur la poitrine.

Le 27 janvier. Le lendemain de l'application des ventouses, le malade nous dit spontanément qu'il « se portait bien, qu'il avait bien mieux dormi, que l'oppression et le point de côté avaient beaucoup diminué. »

Il n'y avait cependant pas de modifications notables à l'auscultation, sinon que le souffle semblait plus localisé, moins étendu. La diarrhée persistait; mais la température s'était abaissée de huit dixièmes de degré à 38 degrés seulement, et le pouls n'était qu'à 76. Je fis mettre un vésicatoire de 15 centimètres sur 8.

Le soir, température à 38,4.

Le 28. L'amélioration s'accentuait davantage, à peine pouvait-on entendre le souffle qui était remplacé par des bruits de frottement; la matité diminuait de hauteur; l'épanchement était évidemment amoindri.

Les selles diarrhéiques étaient également moins nombreuses. Tempé rature du matin, 38 degrés et pouls à 80 ; le soir; température de 38,8, pouls à 84.

Le 20. L'état général ne semblait pas pire et cependant le souffle des premiers jours avait reparu, la matité avait également augmenté d'étendue.

Il était évident qu'il y avait une aggravation des phénomènes locaux. Le vésicatoire n'avait pas produit le même bien que les ventouses; et peut-être aurais-je dû continuer à appliquer celles-ci en petit nombre, deux ou trois jours de suite.

D'ailleurs, l'état de la température était d'accord avec les symptômes locaux: il y avait 39,2 le matin avec 88 pulsations seulement, et 39,4 le soir avec 88 pulsations encore.

Je fis appliquer trois nouvelles ventouses scarifiées pour tirer la même quantité de sang.

Le 30. Mieux notable; disparition à peu près complète de l'égophonie, bien que le souffle persistât, mais moins intense, et que la matité n'eût pas sensiblement changé. Température du matin à 38,6, avec pouls à 82, celle du soir, de 38,8 avec 86 pulsations.

Nouveau vésicatoire des mêmes dimensions que le premier. Ce fut le dernier.

Le 31. L'amélioration persistait; le souffle était moins fort, la matité moins étendue, les frottements humides plus nombreux; le malade toussait à peine, la diarrhée avait cessé.

La température du matin était de 38,2 avec 78 pulsations ; celle du soir, de 38,4, avec 82 pulsations.

Du 1er février jusqu'au 7, jour où le malade demanda à nous quitter, la guérison ne s'était pas démentie. Les phénomènes locaux avaient été rapidement s'amendant. Le point de côté avait disparu, ainsi que la toux; les forces étaient revenues avec le sommeil et l'appétit; la température oscillait entre 37 degrés et 37,4, le pouls aux alentours de 78.

Le jour de la sortie, 7 février, nous notions que le murmure vésiculaire s'entendait jusqu'au bas de la poitrine, à droite, bien qu'un peu affaibli dans certains points. La sonorité, ainsi qu'il arrive en pareil cas, n'était pas encore complètement revenue ; il y avait là quelques fausses membranes fibrineuses.

Observation XXVII (Peter, leçons de clinique médicale).

Pleurésie diaphragmatique grave traitée par les ventouses scarifiées : guérison complète en douze jours.

Le 17 juillet dernier, j'étais appelé auprès d'une jeune dame de 23 ans, qu'on me disait être très malade depuis quelques heures. Dans la matinée et à la suite d'un bain froid de vingt minutes de durée, elle avait été prise d'un frisson assez prolongé avec mal de tête et nausées. Deux heures plus tard environ était survenu un point de côté à la base droite de la poitrine et l'anxiété respiratoire avait commencé. Il y avait une petite toux sèche, peu fréquente, mais très pénible. Comme cet ensemble de troubles ne faisait que s'accroître, on était venu me chercher.

En effet, je trouvai la jeune dame en proie à une grande oppression avec fièvre très vive. La respiration se faisait quarante fois par minute, et chaque respiration, accompagnée d'un petit gémissement, était entravée par la douleur. Instinctivement la malade plaçait sa main droite au niveau de la base correspondante de la poitrine, comme pour modérer les contractions diaphragmatiques de ce côté. La température de l'aisselle était de 38 degrés.

Les signes d'une pleurésie diaphragmatique étaient si expressifs que je ne doutais guère que j'allais en trouver tous les signes : indépendamment de la douleur à la totalité des insertions diaphragmatiques et de son rayonnement en tous ses points d'élection, le cou et l'épaule, je trouvai en effet de la matité à la base droite de la partie, matité différente de celle du foie, en ce qu'elle remontait en arrière beaucoup plus haut qu'il n'est habituel, et se trouvait limitée par une demi-courbe parabolique, la malade étant couchée sur le dos, immobilisée par la souffrance. Le point le plus élevé de cette matité atteignait presque l'angle inférieur de l'omoplate.

Sur les contours de la matité, crépitation fine et superficielle, avec souffle léger comme la crépitation, qui n'était que du frottement. Egophonie typique aux points soufflants.

Il y avait donc pleurésie diaphragmatique avec exsudation assez étendue, ce qui n'est pas toujours le cas.

C'était avec une véritable satisfaction scientifique qu'on pouvait analyser les particularités de ce fait si simple et si complet : refroidissement, mouvement général de fièvre, puis douleur de côté, puis signes typiques de l'exsudat pleurétique. Et tout cela datant d'une dizaine d'heures seulement.

Le traitement était aussi nettement indiqué que les signes étaient probants; ne tenant aucune espèce de compte, bien au contraire, de la pâleur habituelle de la dame, qui est rousse et a déjà cet excessif embonpoint des lymphatiques virtuellement scrofuleuses, je prescrivis six ventouses scarifiées qu'on devait faire abondamment saigner.

Les ventouses furent appliquées deux heures après ma prescription et je revis la malade deux heures après leur application. Le soulagement était considérable ; la douleur, notablement diminuée, n'entravait plus au même degré la respiration, qui était devenue moins fréquente et moins courte.

Les signes physiques avaient plutôt diminué qu'augmenté, mais ils étaient toujours très nettement perceptibles. On avait mis un vaste cataplasme, très chaud, sur la poitrine, à la suite des ventouses; j'en fis continuer l'application toute la nuit.

Ce cataplasme était recouvert de ouate et de taffetas gommé et renouvelé toutes les cinq heures, à moins que la malade ne dormît.

Elle éprouvait le plus grand soulagement de cette pratique.

Le fait est que le lendemain je trouvai la malade fébricitante encore toujours oppressée, mais se disant beaucoup mieux. Le pouls était à 110 et la température à 28°; mais les signes physiques avaient décru : le souffle et l'égophonie, très nets toujours, étaient moins intenses que la veille.

La malade avait un peu dormi et sué abondamment. L'appétit restait nul et la soif vive.

Je ne crus pas devoir recourir à une nouvelle émission de sang, la première me paraissant suffisante, mais je fis appliquer un vésicatoire de 20 centimètres sur 10. La vésication qui en résulta fut plus large encore, le vésicatoire s'étant déplacé et ayant pris sur tous les points qu'il avait touchés. La douleur produite fut assez vive, mais la révulsion des plus bienfaisantes : le souffle et l'égophonie avaient diminué d'étendue comme d'intensité.

Je fis appliquer un très large cataplasme, qui avait pour but de calmer à la fois la douleur cuisante du vésicatoire et de combattre la phlegmasie pleurale.

Observation XXVIII (Peter, Leçons de clinique médicale).

Pleurésie gauche avec état général grave. Traitement par les ventouses scarifiées. Amélioration notable après chaque application de ventouses. Guérison complète en treize jours.

Le 8 février entrait dans notre service au n° 18, de la salle des hommes, un jeune malade de dix-neuf ans, grand, de tempérament lymphatico-nerveux, d'une bonne santé habituelle et à Paris depuis quatre mois seulement.

Il se plaignait de tousser et d'avoir un point de côté depuis un mois environ. Ces troubles fonctionnels étaient survenus sans cause appréciables ; il n'y avait pas eu de frisson au début, mais, dès ce moment, l'appétit et les forces avaient diminué de telle façon, que le malade avait dû cesser son travail quatre jours avant d'entrer à l'hôpital.

A ce moment, 9 février, le malade avait une toux fréquente avec expectoration mousseuse, très difficile, une dyspnée considérable avec grande douleur sous le mamelon gauche, et impossibilité de se coucher sur le côté.

Matité absolue dans le tiers inférieur de la poitrine ; en arrière et à gauche, submatité dans le tiers moyen ; son skodique très prononcé dans tout le tiers supérieur et antérieur, de la clavicule au mamelon.

Vibrations thoraciques éteintes aux points mats.

Souffle très fort ; égophonie à la partie moyenne de la poitrine, en arrière, avec abolition complète du murmure respiratoire à la partie inférieure.

Le cœur n'est pas déplacé.

Insomnie, anorexie. Pouls à 108. Température, 38 degrés le matin, 39°,6, le soir.

Six ventouses scarifiées ; tisane pectorale ; potages et 200 grammes de vin de Bordeaux.

Le lendemain, le point de côté avait disparu, la dyspnée était moindre, l'expectoration d'un mucus salivaire plus facile, le souffle moins fort, enfin le bruit respiratoire s'entendait plus bas que la veille. . . .

Quant à la température, elle avait subi une dépression parallèle à l'amélioration des symptômes locaux; ainsi la température du matin était de 37°,6 et celle du soir, de 39°,3.

Le lendemain, 11 février, on n'entendait plus de souffle ; il n'y avait plus qu'une légère égophonie.

Le malade avait mieux dormi la nuit, et pouvait se coucher sur le côté gauche.

Cependant la température s'élevait un peu ; elle était de 38°,6 le matin et de 39°7 le soir.

Le malade, qui avait de la diarrhée, se levait pour aller aux latrines, où existaient de grands courants d'air; il s'y refroidit vivement, et le lendemain 12 il eut une véritable rechute de sa pleurésie avec un état général qui se rapprochait de l'état typhoïde : la matité était plus étendue qu'à l'entrée à l'hôpital, il y avait du frottement jusqu'au tiers superieur en arrière ; le souffle était revenu et s'entendait à la partie moyenne de la poitrine suivant une ligne demi-parobolique, le malade étant de nouveau couché sur le dos.

Ballonnement du ventre, tremblement de la langue et des lèvres, face pâle.

La température était de 38°,6 le matin, de 39°,5 le soir.

On applique de nouveau six ventouses scarifiées.

Le 13, souffle moins fort, égophonie persistante.

Même état général semi-typhoïde, anorexie absolue, langue sale et tremblante ; face abdominable. Intelligence intacte, forces prostrées.

20 grammes d'huile de ricin : toujours du vin de Bordeaux.

Le 14. Le purgatif a déterminé sept selles assez abondantes. Il n'y a pas d'amélioration dans l'état général, 39 degrés le matin comme le soir : mais les signes physiques révèlent une diminution de l'épanchement, la matité s'élève moins haut ; le souffle et l'égophonie sont moins marqués comme moins étendus.

Le 15. Le souffle existe encore à la partie moyenne de la poitrine, mais très doux; la respiration, très faible, il est vrai, s'entend presque jusqu'en bas. La matité n'est plus absolue; 38°,2, le matin, 39 degrés le soir. Il y a de la diarrhée.

Pour en finir avec l'épanchement, je fais appliquer neuf ventouses sèches et trois scarifiées. Le malade ne prend toujours que des potages, et encore avec la plus grande peine.

Le 16. Même état local ; toux assez fréquente, expectoration mousseuse comme du blanc d'œuf; il n'y a cependant pas de râles de bronchite ; les crachats sont ceux d'un catarrhe laryngo-trachéal. 38,1 le matin, 39 degrés le soir.

Le 17. Il n'y a plus qu'un peu de matité et de souffle tout à fait au bas de la poitrine; on n'entend plus d'égophonie. L'état semi-typhoïde persiste avec diarrhée et ballonnement du ventre. Cependant la température du matin n'est que de 37,6, celle du soir de 38,4.

Je fais donner 10 grammes de sel de Seignette et ajouter 125 grammes de bagnols au bordeaux.

Le 18. La langue était nettoyée, il y avait moins de ballonnement du ventre, la diarrhée s'était arrêtée dans la nuit et le malade avait mieux dormi.

Pour la première fois, il n'y a pas de fièvre le matin, 37,4, mais il y a une recrudescence le soir, 39,4 (élévation de deux degrés du matin au soir). En raison de cette exacerbation vespérine, je fais ajouter à la prescription 50 centigrammes de sulfate de quinine et 250 grammes d'infusion de café.

Le 19. 37,5 le matin, 38,4 le soir.

Le 20. On peut considérer la pleurésie comme guérie et l'épanchement comme disparu complètement, il n'y a plus de souffle nulle part et la respiration, faible encore, s'entend partout. 37,2 le matin, 38,3 le soir.

Le 21. Disparition de l'état semi-typhoïde : le ventre a cessé d'être ballonné; la langue et les lèvres ne sont plus tremblantes, le sillon abdominal s'efface et la face est moins pale. 37,5 le matin, 38 degrés le soir.

Je supprime le sulfate de quinine et le remplace par 125 grammes de vin de quinquina; je continue toujours le café. Le malade mange un peu de viande ; il n'avait guère consenti à prendre que du lait jusqu'ici, avec quelques cuillerées de potage.

Le 23. Convalescence nettement dessinée : la température du matin est de 36,6 ; l'appétit est plus vif, le ventre est souple, il n'y a plus de diarrhée. Quant à la pleurésie, elle n'a laissé d'autres traces que la submatité aux points autrefois envahis. Le catarrhe laryngo-trachéal persiste seul.

La guérison de cette pleurésie avec épanchement abondant et mauvais état général fut obtenue en treize jours, et elle aurait eu lieu dès le quatrième jour du traitement sans la rechute causée par un refroidissement. Les conditions du traitement étaient d'autant plus défavorables cependant que la maladie existait, non traitée, depuis près d'un mois.

Cette application de ventouses fut suivie d'une diminution presque immédiate des signes physiques de la pleurésie. Je ne mis pas de vésicatoires à cause de l'état semi-typhoïde.

Observation XXIX (thèse de Lemaire, 1868).

Pleurésie aiguë droite ; pleuro-pneumonie droite Traitement par les ventouses scarifiées. Guérison.

Doyen (Jules), âgé de 8 ans, entre le 12 avril 1868 dans le service de M. le docteur Barthez, salle Saint-Benjamin, n° 3, à l'hôpital Sainte-Eugénie. Cet enfant, très bien portant actuellement, est fort et vigoureux. Le 10 de ce mois, après s'être beaucoup fatigué en jouant, il fut pris d'un point de côté avec fièvre et une toux sèche.

Le 13. Pouls 100, régulier, un peu dur. La peau est chaude et moite, pas d'appétit, pas de sommeil. L'enfant tousse fréquemment et accuse une douleur dans le côté droit au niveau de la partie moyenne des dernières côtes, douleur augmentant par la toux et la pression. La matité est absolue dans la moitié inférieure du côté droit ; au-dessus, le son est à peu près normal. On entend un souffle bronchique sec, mais sans râles, dans toute la partie correspondant à la matité. Le son est un peu exagéré sous la clavicule ; les vibrations thoraciques sont un peu diminuées d'intensité seulement. L'examen de la poitrine à gauche ne dénote rien (Traitement : 5 ventouses scarifiées).

Le 14. Les ventouses ont paru soulager l'enfant ; aujourd'hui il respire plus facilement. Le souffle s'entend un peu plus haut qu'hier ; il commence à deux travers de doigt au-dessous de l'épine de l'omoplate. Mêmes signes stéthoscopiques qu'hier en avant.

Le 5. La fièvre et la dyspnée paraissent moins intenses. Dans toute la partie inférieure de la poitrine, on perçoit en même temps que le souffle des râles sous-crépitants, fins, à bulles sèches, à la fin de l'inspiration seulement. Ces râles se produisent, soit en même temps que le souffle, soit indépendamment de lui.

Le soir, on perçoit encore les mêmes râles.

Le 16. La dyspnée et la fièvre ont diminué ; l'enfant se trouve mieux. Le pouls 84,88 est régulier, la température de la peau modérée. On trouve du son tympanique dans la fosse sus-épineuse, mais à timbre plus aigu que du côté opposé. La matité absolue existe toujours dans la moitié inférieure du poumon droit et, sur les limites supérieures, on entend de la respiration soufflante avec des râles sous-crépitants plus gros et plus humides qu'hier dans l'inspiration seulement. On perçoit les mêmes râles plus bas, mais sans souffle. Dans la partie inférieure de l'aisselle, les râles sont plus fins et plus secs, mais aussi sans souffle.

Le 17. Il existe toujours un grand nombre de râles sous-crépitants à la base droite, se montrant par bouffées après la toux.

La grande quantité de râles et aussi la marche rapide de la maladie, faisait qu'on se demandait si on n'avait pas pris une pneumonie pour une pleurésie, mais la matité est si absolue à la base droite qu'on se décide pour une pleurésie.

Le 21. Les râles ont presque complètement disparu aujourd'hui. On n'entend plus que quelques râles sous-crépitants rares, dans certaines inspirations seulement. La respiration s'entend bien partout; elle est seulement un peu plus faible qu'à gauche, tout à fait à la base. Il reste encore de la matité à la base, et les vibrations thoraciques ne sont pas complètes.

Le 24. L'enfant sort en convalescence.

B. *Vésicatoires.* — C'est à Arétée, qui vivait, croit-on, du temps de Néron, que remonte l'invention du vésicatoire fait avec des cantharides. Depuis ce médecin célèbre, le vésicatoire a été employé par tous les praticiens et ce ne fut qu'en l'année 1812 que Robiquet en découvrit le principe actif, la cantharidine, substance cristallisable qui lui donne son action vésicante. Les vésicatoires jouent actuellement un grand rôle dans le traitement des épanchements pleurétiques ; cependant ils sont loin d'être toujours utiles et quelquefois même ils deviennent dangereux.

Valleix les rejette complètement comme insuffisants

et capables de favoriser l'augmentation de l'épanchement, principalement chez les sujets affaiblis et qui se trouvent dans de mauvaises conditions. Tel est aussi l'avis de Louis, mais que Chomel est loin de partager, car il les range parmi les médicaments les plus efficaces et les plus certains pour favoriser la résorption des liquides séreux épanchés dans la plèvre.

M. Durand-Fardel adopte une opinion mixte. Selon lui, l'efficacité des vésicatoires est loin d'être constante, mais il lui semble qu'elle a été trop dépréciée par beaucoup d'auteurs. Leur action, dit-il, est surtout considérable chez les malades qui, malgré l'époque avancée de la maladie, n'ont encore été soumis à aucune médication rationnelle; mais il faut se garder d'en continuer l'emploi lorsque leurs effets tardent à se faire sentir.

Pidoux a une opinion tout opposée, et il recommande au contraire d'employer les vésicatoires avec persévérance. Il est quelquefois nécessaire, ajoute-t-il, d'en appliquer 6, 8, 10; et l'on peut dire que leur action est presque toujours utile.

Selon M. Nonat, les vésicatoires amèneraient quelquefois une suppression de l'urination par congestion rénale, ce qui est une condition fâcheuse pour la résorption du liquide; aussi ce médecin recule-t-il toujours l'application des vésicatoires toutes les fois que les reins fonctionnent bien sous l'influence des diurétiques, non pas qu'il ne reconnaisse qu'ils sont souvent très utiles, mais parce qu'il craint de voir diminuer la sécrétion urinaire.

M. Woillez, dans son remarquable Traité des voies respiratoires, s'exprime d'une façon plus catégorique : « Les vésicatoires, si largement employés qu'ils deviennent pour certains malades un véritable supplice, n'ont certainement pas l'influence favorable qu'on leur attribue depuis si longtemps sur la guérison de la pleurésie. Neuf fois sur dix ils ont été sans effet, comme l'ont prouvé les tracés cyrtométriques. Je ne les ai jamais vus devenir le point de départ de la résolution de la pleurésie qu'à partir du quinzième jour, époque où cette résolution tend à s'effectuer naturellement par toutes les médications, ou malgré une médication quelconque. Il est bon de rappeler que dans beaucoup de cas de thoracentèse publiés, on constate l'application préalable de vésicatoires, parfois nombreux, qui n'ont nullement empêché la maladie de progresser, sans qu'on ait songé à mettre en doute l'efficacité de ce moyen qui me paraît utile, au moins dans la période de progrès de l'épanchement. »

Dans un mémoire paru, en 1876 dans le *Journal de Thérapeutique*, M. Jules Besnier déclare qu'il est important d'intervenir dès la période initiale de la pleurésie, et qu'il n'est alors aucune médication générale ou locale qui réponde mieux aux indications que le vésicatoire. « Il agit d'autant mieux et d'autant plus rapidement qu'il est appliqué à un moment plus rapproché de l'apparition des premiers accidents, et cela, quelles que soient l'intensité du mouvement fébrile, la rarreté ou l'abondance de l'épanchement. » Mais les observations rapportées par M. Jules Besnier, ne sont nullement probantes.

Dans une excellente thèse sur l'emploi du *vésicatoire dans la pleurésie*, le Dr Jarry déclare que le révulsif, appliqué au début de l'affection ne peut que nuire au malade en lui imposant d'abord des souffrances quelquefois très pénibles et en l'exposant de plus aux chances d'une fièvre plus forte, l'excitation due à la médication venant s'ajouter au mouvement fébrile causé par l'affection elle-même. Il n'hésite pas à rejeter complètement le vésicatoire à cette période et à lui substituer l'application, loco dolenti, de révulsifs plus sûrs, tels que des *sangsues ou des ventouses scarifiées, ou même une saignée générale si l'individu est robuste*. Dans la période d'état ou de déclin, il croit à son action, tout en prévenant qu'elle peut donner lieu à bien des mécomptes si l'on y attache trop d'importance. « C'est un mode de traitement qu'il ne faut prendre que pour ce qu'il vaut. »

Ce sont là des réflexions fort sages et qui témoignent d'une observation exacte des faits. « A quoi s'adresse le vésicatoire? dit M. Peter ; à la peau. A quels éléments de la peau ? aux nerfs qu'elle irrite. Et de cette irritation résulte une hyperhémie artificielle par action des nerfs sur le vaisseau. L'hyperhémie thérapeutique, une fois constituée, révulse, par action de voisinage et par action réflexe, l'hyperhémie morbide spontanée de la plèvre ; elle fait cela ou ne fait rien. Mais l'*hyperhémie de la plèvre* a CESSÉ depuis longtemps ; quel contre-coup bienfaisant peut donc avoir l'hyperhémie cutanée par vésicatoire ? »

M. Féréol déclare que « le vésicatoire appliqué au

début de la maladie détermine du côté de la plèvre une pluie tout aussi abondante qu'à la surface de la peau » et M. le professeur Germain Sée « qu'il ne guérit nullement un épanchement. »

Nous partageons l'opinion de ces savants maîtres. Pour nous, le vésicatoire est nuisible au début de la pleurésie, et nous croyons que son action est peu efficace lorsque l'épanchement est déjà ancien et très abondant. En pareil cas, les douleurs qu'il détermine et qui retentissent sur toute l'économie, surtout si ce sujet est facilement irritable ne sont pas suffisamment compensées par l'amélioration qu'il est soi-disant susceptible d'amener dans la maladie. Enfin il expose aux érysipèles et de l'avis même de bon nombre de ses partisans, une constitution très affaiblie, débilitée contre-indique son emploi.

Observation XXX (Inédite).

Pleurésie droite traitée par les vésicatoires. Pleurésie gauche ancienne. Sclérose pulmonaire. Tuberculisation probablement consécutive. Mort.

B..., professeur, entre le 25 juin 1881, salle Saint-Ferdinand, n° 15, service de M. Raynaud.

Bonne santé habituelle, bien que d'aspect chétif et maladif. Il y a quatre ans, a eu une pleurésie gauche qui a guéri en six semaines. L'an dernier, il entre en avril, à l'hôpital de la Charité, service de M. Desnos, pour une pleurésie droite. Il est traité par l'application répétée de vésicatoires, et il sort amélioré au bout de six semaines. Néanmoins, la guérison était loin d'être complète, car le jour même de sa sortie de l'hôpital, il fut repris d'oppression intense, et le lendemain il devait y rentrer dans le service de M. Raynaud. On constate de nouveau des signes de pleurésie droite, et on pratiqua pendant quelque temps l'expectation. L'épanchement n'ayant aucune tendance à se résorber spontanément, on pratiqua la ponction, mais celle-ci ne donna issue qu'à une très petite quantité de liquide; à sa suite cependant l'égophonie disparut et la respiration s'entendit, quoique très affaiblie, dans tonte la hauteur du poumon droit. Néanmoins une matité absolue persista, il survint une toux fréquente, le malade maigrit, eut fréquemment de la diarrhée, se cachectisa enfin de plus en plus.

L'observation est prise le 20 avril 1882:

Amaigrissement extrême; aspect profondément cachectique. La respiration est surtout diaphragmatique; la cage thoracique est immobile; retrait très marqué sous la clavicule droite. La sonorité de la poitrine est peu marquée en avant et ne répond pas à l'état de maigreur extrême du malade. Submatité sous la clavicule droite. Respiration puérile sous la clavicule gauche.

Les vibrations thoraciques sont conservées en arrière; elles sont un peu plus fortes à droite qu'à gauche. Grande faiblesse du murmure vésiculaire des deux côtés, surtout à droite. Matité très marquée du côté droit. Malgré la maigreur, on sent peu la pointe du cœur. Pas de bruit de souffle: le deuxième bruit aortique a une sonorité exagérée. Foie gros, déborde les côtes. Rate peu volumineuse, cependant limitable. Un peu de tympanite intestinale.

12 mai. Le malade est pris d'un frisson violent et de fièvre vive.

Le 13. Fièvre intense, crachats visqueux. Souffle à la base du poumon droit; matité de haut en bas; quelques râles crépitants. Un peu de tympanisme sur la clavicule correspondante. Vésicatoire. Potion kermétisée.

Mort le soir à 10 heures.

Autopsie.—Plèvres et poumons. — Adhérences intimes et totales de la plèvre, surtout à droite. Fausses membranes d'une épaisseur considérable; on est obligé de disséquer le poumon des deux côtés. Ces adhérences sont fines et sèches en avant; elles sont au contraire, très épaisses et très résistantes à la partie postérieure et inférieure du poumon, où elles forment des dépôts lardacés à couches multiples. La plèvre pariétale droite est principalement épaissie, surtout vers la base. Il existe encore en arrière à la base du poumon gauche un sac pleural sans liquide, avec fausses membranes organisées, vasculaires, tomenteuses, très épaisses (3 millimètres). En certains points, la membrane pleurétique présente un aspect villeux et granuleux. Ce sac pleural reproduit l'impression des côtes qui forment comme des saillies, fibreuses sur la membrane.

Les poumons présentent des tubercules à tous les degrés, au sommet droit surtout. Pas de cavernes. Il existe de nombreuses travées fibreuses, allant de la superficie de la plèvre aux bronches, où elles s'insèrent. Le poumon droit présente des lésions analogues, avec quelques tubercules crétacés; les tubercules fibreux dominent, sous forme d'infiltration principalement. Le lobe moyen droit présente une induration pneumonique à sa base avec ramollissement : le lobe inférieur est réduit à une languette très mince.

Cœur. — Pas d'adhérences du péricarde. Il y a dilatation et adhérence de l'aorte. Le cœur est un peu gros et flasque. Athérome artériel au niveau de l'anneau aortique et un peu aussi au niveau des valvules. Léger épaississement athéromateux de la valvule mitrale sans qu'il y ait pourtant ni rétrécissement, ni insuffisance. Un peu d'hypertrophie du ventricule gauche. Rien à l'artère pulmonaire ni à la tricuspide.

Péritonite périsplénique. Epaississement de la capsule de la rate. Reins et foie normaux.

Observation XXXI (Archambault, Union médicale, 1864. Thèse de M. Marcovitz).

Epanchement pleurétique simple très abondant. Vésicatoires, boissons nitrées et purgatif drastique. Mort.

Le nommé B..., âgé de 34 ans, exerçant la profession de bijoutier, est entré à l'Hôtel-Dieu, salle Sainte-Jeanne, n° 56 (service de M. Grisolle), le 3 août 1863.

Homme vigoureusement musclé, d'une bonne santé habituelle.

Quinze jours avant son entrée, il est pris de frissons répétés, de douleurs au côté droit, d'un sentiment d'oppression qui n'a pas cessé, sans toux ni expectoration.

A son entrée à l'hôpital le 4 août, on constate trente-deux inspirations par minute, pas de fièvre et tous les signes d'un épanchement abondant dans la plèvre droite, matité jusqu'à deux travers de doigt de la clavicule, bruit skodique ; la matité s'avance jusqu'au milieu du sternum, occupe l'aisselle et arrive en arrière jusqu'à la crête de l'omoplate; absence de vibrations thoraciques ; silence absolu du murmure respiratoire ; près de la colonne vertébrale un souffle léger et un peu d'égophonie.

Pas de déplacement du cœur.

Le foie déborde un peu. Donc, épanchement pleurétique simple très abondant.

Large vésicatoire, boissons nitrées et un purgatif drastique.

Les jours suivants, le malade dit être mieux, mais les signes physiques indiquent l'état stationnaire de l'épanchement.

Le 8. Nous constatons que rien n'est changé dans l'état local. Nouveau vésicatoire en avant; purgatif le 9.

Le 10 et le 11, rien de nouveau. Le malade se sent bien. Le 12, la religieuse le trouve mort dans son lit.

A l'autopsie, on trouve dans la plèvre 1 litre 1/2 d'un liquide citrin.

Observation XXXII (thèse de Lemaire, 1868).

Pleurésie purulente gauche traitée par les vésicatoires et les purgatifs. Erysipèle. Thoracentèse. Empyème. Mort.

Beaussier (Auguste), âgé de 3 ans, entre le 17 mars 1867, salle Saint-Benjamin, n° 22, dans le service de M. le Dr Barthez, à l'hôpital Sainte-Eugénie. Renseignements fournis par le médecin lui-même. L'enfant était malade depuis quinze jours Lorsque nous fûmes mandé le 6 mars, il présentait des accidents cérébraux, du délire pendant le sommeil, un tremblement général; le cœur battait 100 fois à la minute. Rien à l'auscultation. Ce n'est que le 10 mars que se sont manifestés les signes d'un épanchement pleurétique à gauche, lequel s'est fait rapidement. Nous fîmes appliquer un vesicatoire à la partie postérieure gauche de la poitrine; mais sans résultat appréciable. Ce vésicatoire, sous l'influence d'un état général mauvais, s'est ulcéré, puis sphacélé. Ne pouvant songer à en ordonner un autre et voyant l'épanchement devenir de plus en plus inquiétant, nous conseillâmes aux parents de mener l'enfant à l'hôpital Sainte-Eugénie en indiquant le besoin d'une ponction.

17 mars. — La matité est absolue dans toute la hauteur du côté gauche ; on ne perçoit point à l'auscultation de murmure respiratoire, mais la transmission d'un bruit trachéal, qui s'entend même à distance. Il n'y a pas d'ailleurs de déformation de la cage thoracique ; les espaces intercostaux ne paraissent ni bombés, ni agrandis, mais il y a un déplacement du cœur à droite du sternum avec un peu d'abaissement.

Le soir, vers six heures, la respiration est devenue accélérée, la cyanose très marquée, le pouls petit et fréquent ; les pupilles sont dilatées.

On se décide à faire la ponction. Un trocart sans robinet, à canule un peu petite, est plongé dans le sixième espace intercostal, à l'union des deux tiers antérieurs avec le tiers postérieur. Aucun liquide ne s'écoule d'abord, mais en écouvillonnant la canule, on éloigne les fausses membranes qui en oblitéraient le calibre, et il s'écoule un pus séreux, verdâtre, poisseux, sans odeur, mêlé de faussss membranes, dont les débris flottent dans le liquide. Il ne s'est point écoulé de sang.

Le poids du liquide extrait était de 900 grammes.

Le malade n'éprouve de soulagement que quand l'opération est terminée ; il ne tarde pas à s'endormir.

Traitement. — Une bouteille d'eau de Sedlitz.

Visite du soir. — La médecine qu'il a prise ce matin lui a donné une diarrhée séreuse abondante. La nuit a eté bonne, la fièvre est à peu près nulle. La sonorité de la poitrine est à peu de chose près la même des deux côtés, le son est peut-être un peu plus obscur à gauche. La respiration s'entend assez bien ; on remarque seulement quelques râles ronflants. Les battements du cœur sont encore déplacés ; il se trouve derrière le sternum un peu à droite.

Le 19. L'enfant est pâle et se plaint beaucoup, pouls 132. L'appétit est bon. La percussion dénote toujours une diminution du son à gauche dans toute la hauteur. La respiration quoique affaiblie s'entend néanmoins, et se trouve mêlée des deux côtés de râles muqueux. La surface du vésicatoire présentant ces deux derniers jours, sur ses bords, une rougeur érysipélateuse avec léger gonflement, a nécessité l'application dans toute sa zone d'une couche de collodion élastique. Depuis lors, l'érysipèle ne s'est pas étendu, mais la surface du vésicatoire est recouverte d'une eschare gangréneuse, dont l'odeur est caractérisque. Traitement. — Potion avec 4 grammes d'extrait de quinquina, eau vineuse, applications de poudre de quinquina et de charbon pulvérisé sur la surface du vésicatoire.

Le 20. Hier soir, 108 pulsations. Selle en diarrhée. Le matin, 188 pulsations, teint pâle. L'enfant se plaint beaucoup. Ventre souple et indolore. Les signes stéthoscopiques sont les mêmes, à part une diminution du son à gauche.

Le 21. L'érysipèle tend à s'éteindre, mais l'état général n'est pas meilleur. La journée d'hier a été mauvaise, 132 pulsations, la respiration ne s'entend pas à la base gauche, et le son est obscur sans être tout à fait mort.

Le 22. L'érysipèle a disparu et une grande partie de l'eschare s'est éliminée : la plaie est dénudée, mais sans tendance à la cicatrisation. La matité se prononce davantage ; on entend le bruit skodique au sommet. La respiration est obscure ; peu de chaleur, 132 pulsations, un peu de toux. L'enfant a mangé hier.

Le 23. Aliments et quinquina.

On entend un peu la respiration à la partie supérieure avec de gros râles dans toute la hauteur. Sous la clavicule gauche, une voussure très prononcée qui s'étend jusqu'à la base du poumon, et l'on perçoit le bruit skodique. Matité et souffle dans toute la hauteur en avant. Le cœur est toujours refoulé sous le sternum. — Traitement : potion avec digitale, 5 centigrammes. Tisane de chiendent.

Le 25, deuxième ponction, 700 grammes de liquide.

L'oppression étant très grande, on fait une nouvelle ponction suivie d'une injection iodée. La paroi thoracique est ouverte largement avec un bistouri boutonné. Il s'écoule 700 grammes de pus.

Le soir, 188 pulsations.

Le 26. Oppression moindre. Il s'écoule un peu de liquide par la plaie. Après l'introduction d'un stylet qui en écarte les bords, il sort un jet de liquide. On entend un peu le murmure respiratoire à gauche. La sonorité est à peu près complète à la région précordiale ; la toux est fréquente ; 66 respirations.

Le 27. L'introduction d'une sonde à demeure donne issue à un peu de liquide. La plaie a bon aspect ; gros râles muqueux à droite. A gauche le thorax paraît se rétrécir, la sonorité revient. L'enfant est exrêmement faible et pâle.

— Traitement : Rhum, 40 grammes.

Mort subite. — A onze heures du matin, l'enfant succombe brusquement dans une syncope, pendant qu'on le déplace pour changer son pansement.

Autopsie. — Le 28 mars, à onze heures du matin.

Examen de la poitrine. — Une quantité assez considérable d'un liquide louche, tenant en suspension des flocons albumineux, s'écoule au moment où l'on ouvre le péricarde. Pas de fausses membranes sur cette séreuse.

A l'ouverture de la cavité pleurale gauche, il ne s'écoule pas une goutte de liquide. Cette cavité est même d'une sécheresse remarquable, Les plèvres pariétale, viscérale et interlobaire sont entièrement tapissées de fausses membranes épaisses, adhérentes, d'un gris jaunâtre, et infiltrées de pus. Des paquets de débris pseudo-membraneux et de pus concret, complètement détachés, se trouvent à la base. La plèvre diaphragmatique présente la même couche pseudo-membraneuse, le même épaississement que la plèvre costale. Cet épaississement est de 2 millimètres et demi environ. Le poumon est peu refoulé, peu comprimé; il respirait évidemment assez bien au moment de la mort.

Examen du cœur et des vaisseaux. — Dans le ventricule droit, il n'y a qu'un caillot peu volumineux et non adhérent.

L'artère pulmonaire est saine et libre à son origine ainsi qu'à sa branche droite. Mais la subdivision de cette branche qui se rend au lobe inférieur du poumon droit renferme un caillot un peu adhérent aux parois, et qui se ramifie dans deux autres branches artérielles. Il est en partie décoloré et a une longueur de 5 à 6 centimètres environ.

Observation XXXIII (Peter, Leçons de clinique médicale).

Pleurésie droite traitée par la simple application d'un vésicatoire au troisième jour. Aggravation des accidents. Mort.

En juin 1868, j'étais appelé à donner mon avis sur le cas d'un homme malade depuis plus de trois semaines. Cet homme s'étant refroidi aux courses du Bois de Boulogne, après y avoir eu très chaud, avait une pleurésie. Employé d'une grande administration, il avait été soigné par les médecins de celle-ci, c'est-à-dire de loin en loin. La médication avait été ce qu'elle pouvait être en de telles conditions, c'est-à-dire très peu active. On n'avait, bien entendu, ni saigné cet homme robuste ni ventousé sa poitrine. On lui avait appliqué, vers le troisième jour de sa maladie, un vésicatoire, et ç'avait été tout. Un vaste épanchement s'était formé.

Quand je vis le malade, le médecin, qui avait très bien reconnu l'épanchement, s'évertuait avec un insuccès qui ne le décourageait pas, à donner des purgatifs et des diurétiques, lesquels n'ont jamais fait, en pareil cas, que dégrader le tube digestif et fatiguer les reins; pendant ce temps là l'eau montait dans la poitrine au lieu d'en descendre, et le mal allait de mal en pis. Il y avait une fièvre modérée, mais continue, et l'appétit était presque nul. Le malade ne quittait pas le lit et était très affaibli.

De tubercules, pas l'ombre.

Il fut convenu qu'il n'y avait que la ponction de possible et d'utile; je la pratiquai le 29 juin. On retira de la plèvre droite plus de trois litres d'une sérosité transparente et fibrineuse, non purulente. Il y eut un soulagement immédiat. Malheureusement la fièvre persista et l'état général resta mauvais. L'appétit ne revint pas et une diarrhée très abondante se manifesta. Peut-être avait-elle été provoquée par l'usage antérieur des purgatifs chez cet homme qui était rhumatisant. Nous réussîmes à arrêter cette diarrhée; mais voici que l'épanchement se reproduisit dans la plèvre. Il y avait une ligne de niveau au tiers inférieur de la poitrine , du souffle et de l'égophonie en ces points. La diarrhée reparut abondante et le niveau de liquide baissa, mais sans que l'épanchement fut résorbé complètement. Le 18 juillet, trois semaines après la ponction, on entendait toujours une belle égophonie.

Le malade était loin d'aller bien sous le coup de cette double spoliation de son sang par l'intestin et par la plèvre. L'appétit ni les forces ne revenaient. Enfin, l'épanchement reprit franchement une marche ascendante et la poitrine se remplit de nouveau. Nous discutons l'opportunité d'une seconde ponction, à laquelle le malade ni l'entourage ne paraissaient pas très disposés, lorsque, six semaines après l'opération, la cicatrice de ma première ponction se rompit et donna issue à un écoulement de liquide qui devint continu et fut fort abondant

Le liquide n'était pas séreux comme la première fois, mais légèrement purulent ; puis ce fut du véritable pus qui s'échappa de la plaie, et l'état général s'aggrava encore : le malade s'amaigrit beaucoup et les forces devinrent nulles. La fièvre, qui n'avait jamais cessé, devint plus forte, surtout la nuit, où il y avait des sueurs profuses.

Vous pensez bien que j'avais ausculté avec le plus grand soin et que j'auscultai toujours, à la recherche des tubercules ; il n'y en avait pas trace.

Le malade n'en dépérissait pas moins et rapidement. On ne connaissait alors ni le siphon de Potain, ni surtout l'ingénieux appareil de Dieulafoy; nous ne pouvions tenter que des lavages de la plèvre, dont je savais la triste inefficacité.

Pour ces raisons, et parce que le malade habitait une petite chambre où il étouffait par les grandes chaleurs du mois d'août, il fut convenu qu'on tenterait de l'envoyer à la campagne. Il y partit pour y mourir dans le marasme, épuisé et infecté à la fois par l'abondance de la suppuration de sa plèvre ainsi que par l'altération du pus, dont le foyer communiquait avec l'air.

La mort eut lieu le 25 septembre, quatre mois et demi après le début de la maladie, un peu moins de quatre mois après la ponction.

Observation XXXIV (thèse de Jarry, 1876).

Pleurésie gauche datant de dix mois traitée par l'application de quinze vésicatoires. Deux ponctions. Résorbption lente du liquide. Guérison.

Delaveau, 5e chasseurs, entre dans mes salles, le 11 juillet 1869, évacué de l'hôpital de Hagueneau. Il est atteint d'une pleurésie gauche, datant de dix mois. Traité par les applications de vésicaioires (15 vésicatoires), il n'a pu guérir. L'épanchement remonte en arrière jusqu'à l'angle de l'omoplate ; en avant, bruit skodique, frottement ascendant et descendant.

Depuis plus d'un mois, anémie profonde, amaigrissement, inappétence, œdème des extrémités. Cet état ne s'amende pas sous l'influence des toniques ; l'oppression augmente.

Le 20 juillet, la matité remonte en arrière jusqu'à l'épine de l'omoplate.

Ponction pratiquée dans le sixième espace intercostal gauche. Un jet de sérosité sanguinolente s'écoule, puis tout écoulement cesse, un stylet introduit par l'orifice de la canule repousse les fausses membranes qui s'y étaient engagées; le liquide s'écoule de nouveau, mais bientôt le même accident se reproduit.

Une deuxième ponction est alors pratiquée dans le cinquième espace intercostal et à égale distance entre la ligne mamillaire et la paroi antérieure de l'aisselle. Il s'écoule environ 300 grammes de sérosité sanguinolente, mais la matité ne diminue point en arrière et le souffle amphorique persiste.

Avais-je affaire à une pleurésie aréolaire? l'épanchement était-il cloisonné par des fausses membranes déjà résistantes? la marche ultérieure de la maladie semble le prouver.

Après la ponction, exacerbation fébrile (39° 5 le soir), douleur vive au niveau de la cicatrice (friction belladonée). Le lendemain, la douleur a disparu, la fièvre est modérée (38° le matin, 39° le soir). Sous l'influence d'un traitement tonique, de l'administration du tannin à haute dose (2 grammes en potion), l'état général se relève, les forces et l'appétit renaissent, la fièvre tombe. L'épanchement pleural se résorbe lentement; disparaît à la fin du mois d'août. Le malade est convalescent à la fin du mois de septembre.

Observation XXXV (thèse de Jarry, 1876).

Pleurésie droite avec épanchement considérable. Insuffisance des vésicatoires et des diurétiques. Ponction : amélioration et guérison.

Rousseau, 3e d'artillerie, 25 ans, entre le 8 juin 1869 à l'hôpital, malade depuis six jours : au début, point de côté, frisson léger, fièvre, dyspnée. Au moment de son entrée à l'hôpital, temp. 39°, pouls 120, respiration 26. Décubitus latéral droit; matité compacte s'étendant depuis la clavicule jusqu'au foie, absence de vibrations ; silence absolu entre l'omoplate et la colonne vertébrale, souffle tubaire à timbre métallique, pas d'égophonie; cœur dévié, sa pointe bat à 3 cent. en dehors et 2 cent. au-dessous du mamelon gauche. Le foie déborde de six travers de doigt le rebord des fausses côtes (vésicatoire ; chiendent nitré, 4 grammes).

Le 9. La fièvre diminue (temp. 38° 4 le matin, 38° 8 le soir; pouls 110); dyspnée, la matité persiste, la pointe du cœur bat à 5 cent, en dehors du mamelon.

Le 10. La dyspnée augmente (resp. 36), la fièvre tombe. Le cœur reste dévié ; le foie déborde de 1 cent. le rebord des fausses côtes.

Mêmes signes à l'auscultation.

Le 11. Pouls 130, très petit, temp. 37° 8. Mêmes signes physiques. On pratique la thoracentèse. A partir de ce moment, le malade va de mieux en mieux et il sort le 7 juillet parfaitement guéri.

Observation XXXVI (thèse de Chatelin, 1880).

Pleurésie droite ; épanchement très modéré. Vésicatoire. Lenteur excessive de la résolution.

H..., 41 ans, libraire sur les quais, exposé par sa profession à toutes les intempéries. A part quelques douleurs vagues des jointures, il n'a jamais été malade. Il y a huit jours, douleur de côté, à droite, toux, oppression, quelques frissons légers.

Entre le 11 août 1879, salle Saint-Ferdinand, n° 19, hôpital de la Charité, service de M. Bernutz.

Le 12, pas de fièvre (37,4-37,6). A droite, submatité dans la fosse sous-épineuse, matité au-dessous ; vibrations perçues dans toute la hauteur, très faibles à la base, pas de souffle, mais respiration obscure dans le tiers inférieur avec bruit analogue à des râles sous-crépitants, surtout au bord supérieur de la région axillaire ; égophonie très nette au tiers inférieur. Dans la région axillaire, sonorité et respiration normales, quelques râles à la base. En avant, sonorité skodique (légère élévation de la tonalité).

Plusieurs vésicatoires sont successivement appliqués ; la température est normale.

Au 24 septembre, il persiste de la matité au-dessous de l'épine de l'omoplate ; souffle doux dans la même étendue, égophonie, pectoriloquie aphone. L'état général est très bon, l'appétit normal. Absence complète de fièvre.

Le malade sort de l'hôpital le 20 octobre, conservant encore de la matité et de la faiblesse respiratoire au-dessous de l'angle de l'omoplate ; quelques jours auparavant, il persistait encore du souffle dans les grands mouvements respiratoires. Huit vésicatoires furent successivement appliqués. Le malade est donc resté deux mois à l'hôpital pour un épanchement très modéré; le mouvement fébrile avait à peine duré huit jours, les diurétiques et les vésicatoires se sont trouvés en échec devant ce faible épanchement.

C. *Thoracentèse.* — L'indication de la thoracentèse est tout entière dans ces deux circonstances : abondance extrême de l'épanchement ; sa résistance à l'absorption.

Les premières données relatives à la ponction de la poitrine remontent à l'école hippocratique. Dans ce temps on ouvrait le thorax à l'aide d'un bistouri ou d'un caustique et cela, soit en incisant un espace intercostal, soit en perforant un côte.

Jusqu'au XVIIIe siècle, cette opération n'a été qu'exceptionnellement pratiquée. Larde, en 1765, conseilla de remplacer le bistouri par le trocart et la thoracentèse fut regardée alors par certains médecins comme une opération indispensable, et, par d'autres, comme absolument désastreuse.

« L'opération de l'empyème, disait Laennec, deviendra beaucoup plus commune à mesure que l'usage de l'auscultation médiate se répandra. » Cet avenir promis à la thoracentèse menaçait de se faire longtemps attendre ; la génération contemporaine de Louis avait cessé de croire à la gravité possible du pronostic de la pleurésie aiguë et la méthode antiphlogistique appliquée dans toute sa rigueur, donnait alors d'excellents résultats.

La doctrine de l'anémie, inspirée des travaux d'Andral et Gavarret porta un coup fatal aux doctrines de Broussais ; la thérapeutique des maladies inflammatoires fut complètement modifiée. On ne saigna plus dans la pleurésie, et cette autre exagération eût bientôt des conséquences funestes. Les vastes épanchements se multiplièrent, et dans cette même enceinte de l'Académie, où Louis déclarait que la pleurésie n'entraînait jamais ou presque jamais la mort, Trousseau put venir soutenir une proposition inverse. « La pleurésie peut être mortelle par le fait même d'un épanchement excessif. » Toutefois, on pouvait prévenir ces morts inopinées, et la paracentèse de la plèvre avait amené la guérison dans des cas désespérés. Les mémoires de Trousseau et le rapport de Bricheteau (1846) n'eurent cependant qu'un faible écho, car l'opération était hautement condamnée par tous les médecins. Trousseau lutta pendant dix ans, jusqu'au jour où, en 1853, M. Marrotte lut devant la Société médicale des hôpitaux un mémoire dont les conclusions différaient à peine de celles posées par Trousseau dix années auparavant : la ponction devait être faite toutes les fois qu'un vaste épanchement, dans la pleurésie aiguë ou chronique, menaçait l'existence. A dater de cette époque, on redoute moins la thoracentèse ; Archambault et Béhier étendent même son emploi aux épanchements modérés avec lésions pulmonaires du côté opposé, réduisant déjà le champ de l'hématose.

La thoracentèse n'en resta pas moins une opération de nécessité jusqu'au jour où au trocart de Reybard fut substitué le trocart capillaire (Blachez), et à ce trocart capillaire fut adapté un appareil aspirateur (Dieulafoy,

1869). Dès lors la simplicité du manuel opératoire enhardit même les plus timides : on ponctionna à outrance, on s'arma du trocart et on attendit avec impatience la formation de l'épanchement, on abusa de la puissance des aspirateurs, on vida à fond les plèvres (Chatelin), et on proclama des guérisons remarquables. On avait dépassé le but, et cet engouement devait avoir des conséquences désastreuses : bientôt on eut à enregistrer des insuccès, des accidents redoutables et des morts imprévues. La mortalité dans la pleurésie prenait des proportions inquiétantes ; Foucart rapporta seize observations de mort subite après la thoracentèse, et Terrillon montrait les dangers de l'expectoration albumineuse. Il fallait bien incriminer la nouvelle méthode thérapeutique, et celle-ci fut dès lors appliquée avec plus de prudence.

Aujourd'hui l'utilité de la thoracentèse n'est plus contestée, mais il reste un point en litige : à quelle époque de la pleurésie et dans quelles conditions doit-on pratiquer la ponction ?

M. Moutard-Martin insiste sur les avantages des ponctions dans les pleurésies jeunes, très jeunes, parce qu'à ce moment le liquide ne se reproduit plus après l'opération ; les phénomènes inflammatoires du début ne sont donc pas pour lui une contre-indication.

M. le professeur Potain croit aussi qu'il y a avantage à ponctionner la poitrine de bonne heure, car on empêche ainsi la plèvre de s'habituer à l'épanchement.

D'autres auteurs pensent qu'il faut ponctionner de bonne heure pour s'attaquer à l'épanchement, et qu'aussitôt la ponction faite il faut combattre l'élément inflammatoire par des vésicatoires appliqués largement. C'est là l'opinion de M. Ed. Labbé.

M. Féréol (1) considère la thoracentèse comme une opération excellente, le plus souvent innocente et incapable d'aggraver l'état des malades. Il ne faut cependant pas l'employer dans la période ascendante d'un épanchement. Pour lui, les indications de la thoracentèse résident toutes dans la quantité de liquide épanché et dans sa tendance à se résorber. La dyspnée, si elle n'est pas accompagnée d'un épanchement notable, n'est pas une indication pressante.

Pour M. le professeur Péter, la question pratique se réduit à ces deux termes :

1° Il y a un épanchement considérable dans la plèvre et la fièvre est tombée : alors la ponction immédiate est de rigueur, et il y a tout lieu d'espérer que la maladie de la plèvre, — sinon le malade, — en sera définitivement guérie ;

2° Il y a un épanchement considérable dans la plèvre, mais la fièvre a persisté : ici encore la ponction immédiate est de rigueur, mais il y a lieu de croire que la maladie de la plèvre reste telle que devant, à l'épanchement près, et qu'il va falloir traiter cette plèvre malade pour éviter la reproduction de l'épanchement.

1° *Il y a de la fièvre; l'épanchement est en voie de formation.* — Sauf pour les cas d'urgence absolue, nous pensons que la thoracentèse doit être formellement

(1) Société médicale des hôpitaux.

contre-indiquée pendant cette première période de la maladie. Nous avons vu les bons effets que produisent alors les ventouses scarifiées ; pourquoi exposer le malade aux consépuences d'une opération qui, quoi qu'on dise, n'est pas toujours inoffensive puisqu'elle peut entraîner la mort subite et la purulence de l'épanchement? Rien ne presse alors de perforer la plèvre ; si contre toute attente le traitement médical n'enraye point la formation de l'épanchement, il sera temps de recourir à la ponction quand la période sécrétoire aura cessé.

Mais si l'épanchement est extrêmement abondant, si l'existence est menacée, l'opération immédiate devient aussi urgente que la trachéotomie dans les cas d'asphyxie par obstacle laryngé.

On n'en est plus en eflet à démontrer la réalité des morts subites dans la pleurésie, et tout le monde admet avec Trousseau que cette maladie peut devenir mortelle par le fait même d'un épanchement excessif. Toutefois l'intensité de la dyspnée ne saurait suffire à elle seule pour décider l'urgence ; on voit souvent des collections énormes de liquide ne provoquer que peu de gêne respiratoire et permettre aux malades de travailler. D'autre part, il y a parfois au début de la maladie des dyspnées suffocantes avec des lipothymies alarmantes, qui ne sont pas justiciables de la thoracentèse, mais des stimulants diffusibles et des toniques (Fernet). La dyspnée excessive n'est donc une indication qu'autant que l'épanchement sera reconnu abondant. D'après Dieulafoy, hormis le cas de Blachez où la plèvre ne contenait que 1,500 gr., jamais la mort n'a été provoquée par une collection inférieure à 2,000 grammes. Il faudra donc prononcer l'urgence, lorsque chez un sujet robuste et vigoureusement organisé le liquide atteindra de 1,800 à 2,000 grammes. L'ampliation du thorax, la forme de la ligne de matité, la disparition complète du murmure vésiculaire dans la ligne axillaire, la mensuration, le déplacement des viscères et notamment du cœur feront le diagnostic. Dieulafoy pense que dans les cas de pleurésie gauche survenant chez des individus bien constitués, la quantité de liquide varie entre 1,800 et 2,000 grammes quand le cœur est déplacé et que sa pointe vient battre à droite du sternum.

Il faut bien le savoir, pendant toute la durée de cette période fébrile, la ponction ne s'adresse qu'à l'épanchement; la pleurésie reste active, et la plèvre enflammée sécrète à nouveau. « La thoracentèse n'est donc pas plus le traitement de la pleurésie que la trachéotomie n'est le traitement du croup. » (Peter.)

Observation XXXVII (thèse de Chatelin, 1880).

Pleurésie aigue du côté gauche: deux thoracentèses d'urgence pendant la période de fièvre.

Garçon de forte constitution, 27 ans, maçon, entré le 1er juin 1878, salle Sainte-Marthe, n° 18 (service de M. Gouguenheim), hôpital Temporaire. Aucun antécédent pathologique personnel ou héréditaire à noter. Malade depuis dix jours, frissons erratiques, point de côté à gauche, toux sèche, oppression modérée. Le soir de l'entrée, 38°,5.

Le 2. Légère prostration, teint du visage lilas; peau du tronc marbré de taches bleues ombrées très nettes, que le malade n'avait pas remarquées; en outre, petites papules rouges coniques sur le ventre et le thorax, mais à la base des poils; d'ailleurs, le malade a toujours de l'acné. Nombreux pediculi pubis (voir note de M. Geslin à la Société méd. des hôp., 1878, sur « les taches bleues ardoisées et leurs relations avec les pediculi pubis »).

Pas de déformation thoracique appréciable, demi-circonférence égale des deux côtés ; matité dans toute la hauteur, même sous la clavicule, vibrations très affaiblies ; souffle bronchique d'intensité modérée, du sommet à la base, égophonie dans la moitié inférieure, pectoriloquie aphone très nette à droite, respiration supplémentaire. Pouls régulier, maximum des bruits du cœur sur le bord droit du sternum, la matité cardiaque déborde à droite de 3 cent. La ponction paraît urgente (aspirateur Potain), 6e espace, aisselle. En quelques minutes, un litre de sérosité citrine. Quelques instants après, le malade se trouvait très soulagé. Les signes physiques ne se sont cependant pas modifiés d'une façon appréciable. T. m. 37,8 ; T. s. 38,5.

Le 3, même état local à gauche. R. 28 ; pas d'oppression au repos. T. m. 38,2 ; T. s. 38,1/2.

Le 6, toujours matité et souffle dans toute la hauteur ; le cœur reste déplacé ; la température oscille entre 38° et 39° ; oppression médiocre, les taches ombrées persistent.

Le 7, état stationnaire ; 2e ponction, même espace un peu en arrière : 1 litre 1/2 de sérosité ; le malade, en buvant pendant la ponction, fut pris de quintes de toux qui cessèrent aussitôt après le retrait du trocart. Sonorité sous-claviculaire à timbre stomacal, respiration rude avec frottements et râles en avant et dans toute la hauteur en arrière, faible à la base (17e jour de la maladie). T. m., 37,8 ; T. s., 38,6.

Le 8. T. m., 38,4 ; T. s., 39°.

Le 13. Le souffle et l'égophonie ont reparu dans la moitié inférieure ; le cœur a repris sa place. Depuis le 8, la température oscille entre 38° et 39°.

Le 14. T. m., 3,74 ; T. s., 3,79. Les jours suivants, elle oscille entre 37,2 et 38,2.

Le 17. Le souffle persiste à la base gauche. Les taches ombrées ont disparu, Etat général bon.

Le 20. Le souffle a disparu, mais la respiration est encore obscure ; submatité de la moitié inférieure gauche. Le malade, sous prétexte qu'il s'ennuie, quitte l'hôpital.

En résumé, les deux ponctions faites le dixième et le dix-septième jour de la maladie n'ont pas eu d'influence immédiate sur la marche générale de la température; la fièvre est tombée le vingt-cinquième jour; mais rien ne dit qu'elle n'aurait pas persisté plus longtemps si l'on n'était pas intervenu, et, sans parler des accidents que la thoracentèse à peut-être parés, elle a certainement contribué à diminuer la durée de la maladie.

2° *La fièvre est tombée; l'épanchement persiste.* — Le traitement médical a échoué; la thoracentèse devient de rigueur. Les révulsifs seront désormais impuissants, et la plèvre, tapissée par une épaisse couche de fausses membranes, a perdu ses propriétés d'absorption.

Trois terminaisons sont alors possibles :

1° L'épanchement s'éternisera et, en gênant l'hématose, amènera des troubles de nutrition ;

2° Il passera à la purulence ;

3° Le malade mourra subitement.

Observation XXXVIII (Personnelle).

Pleurésie avec épanchement abondant chez une femme enceinte de cinq mois. Pas de traitement au début. Chute de la température : dyspnée croissante. Ponction au dix-septième jour. Amélioration.

L..., giletière, 33 ans, entre le 12 mai 1882, salle Saint-Joseph, n° 7, service de M. Féréol.

Bonne santé habituelle; pas de maladie antérieure. Pas de tuberculose héréditaire. Depuis quelques mois travaillait beaucoup et s'est surmenée.

Sixième grossesse; vigoureuse, bien constituée, mais pâle et paraît fatiguée.

Est alitée depuis trois jours; elle a été prise d'un violent point de côté en se levant, suivi de fièvre, d'une toux sèche et d'une grande gêne de la respiration. Huit jours auparavant, elle s'était refroidie, et depuis ce moment avait ressenti quelques élancements dans le côté, du malaise et des petits frissons.

Pour tout traitement, application d'un vésicatoire le premier jour.

Etat actuel. — Dyspnée intense. Tous les signes physiques d'une pleurésie droite abondante; en avant, sous la clavicule, augmentation des vibrations thoraciques; broncho-égophonie, bruit skodique, matité remontant près de la clavicule; en arrière, diminution des vibrations thoraciques, souffle doux, disparition du murmure vésiculaire, broncho-égophonie, matité remontant jusqu'à l'épine de l'omoplate. Pectoriloquie aphone. Foie légèrement abaissé. Pas de fièvre, peu d'appétit. Pas d'albumine dans les urines.

Rien à gauche. Signes de grossesse au cinquième mois.

Traitement : chiendent nitré. 6 pilules de tannin de 20 centigrammes chacune.

Le 15. Mêmes signes; dyspnée plus forte. Ponction 1,400 grammes de liquide citrin.

Le 16. Grande amélioration; la respiration s'entend presque jusqu'à la base. Pas de retentissement sur l'utérus.

Le 20. L'épanchement s'est un peu reproduit.

Observation XXXIX (Inédite).

Pleurésie gauche traitée par les ventouses scarifiées, les vésicatoires et la ponction. Guérison.

P..., garçon de magasin, entré dans le service de M. Potain à l'hôpital Necker, salle Saint-Luc, lit n° 15, le 8 mai 1877.

Depuis quinze jours, P..... éprouve un peu de malaise général, courbature, quelques troubles digestifs, pas d'antécédents suspects. Temp. 38.

La bouche est mauvaise, amère, la langue saburrale, les selles normales.

Peu d'oppression, violente douleur au côté gauche.

Palpation : absence de vibrations thoraciques dans les deux tiers inférieurs du côté gauche.

Percussion : matité remontant un peu au-dessus de l'angle inférieur de l'omoplate,

Auscultation : absence de la respiration dans la partie mate. Souffle voilé et égophonie au-dessus de la ligne de matité.

Le niveau du liquide ne change pas en avant quand le malade est assis.

Le cœur n'est pas déplacé. Temp., 38.

Traitement : 8 ventouses scarifiées en arrière.

Le 10 mai. Douleur de côté disparue ; très léger souffle et égophonie à peine perceptible. Apyrexie.

Le 11. Même état. Respiration libre.

Le 12. Même niveau de la matité ; égophonie et souffle voilé. Etat général meilleur ; pas d'oppression. Apyrexie. Application d'un vésicatoire à gauche.

Le 14. La ligne de matité a baissé de 2 centimètres.

Le 16. La sonorité revient ; respiration faible ; voix légèrement égophone ; vibrations faibles.

Le 17. La malade a pris froid, hier soir, en se couchant, il a eu plusieurs frissons et accuse de la douleur à gauche. Temp., 39. Dyspnée. 6 ventouses scarifiées en avant.

Le 18. La douleur a disparu, la dyspnée est moins forte ; la température à 38,4.

La matité remonte jusqu'à l'épine de l'omoplate et même un peu dans la fosse sus-épineuse. Absence du murmure vésiculaire et des vibrations thoraciques ; souffle voilé dans la fosse sus-épineuse ; souffle un peu rude sous la clavicule.

La matité cardiaque s'étend à trois centimètres à droite du sternum ; le maximum du premier bruit est sous le sternum.

Dort bien, tousse peu, peu d'appétit.

Ce souffle sous la cavicule n'est point commun dans la pleurésie ; il y a là une congestion du sommet du poumon ; cette congestion du sommet, son début insidieux et la persistance de l'épanchement rendent l'affection suspecte.

Le 19. — Persistance des mêmes signes. Application d'un second vésicatoire.

Le 20. Temp. à 37,6.

Le 22. Apyrexie. Matité jusqu'en haut en arrière. En avant, la matité remonte également jusqu'en haut.

La pointe du cœur bat à droite du sternum.

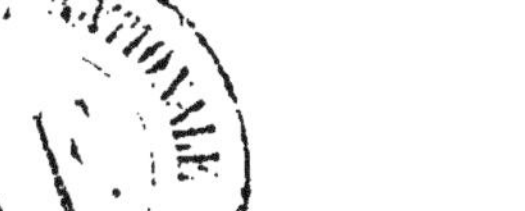

Le diaphragme prend très peu de part à la respiration; cependant cet homme éprouve peu de gêne respiratoire.

La ponction est pratiquée dans la ligne axillaire, sixième espace interscostal et 2,200 grammes d'un liquide séreux sont retirés. La cavité pleurale n'a pas été vidée à dessein.

Matité très complète à partir du tiers inférieur de la fosse sous-épineuse. Un peu d'égophonie sans souffle. La sonorité et la respiration sont revenues en avant.

La pointe du cœur est revenue à gauche et on entend les bruits cardiaques au lieu normal.

Temp. 38°.

Le 23. La matité remonte à l'angle inférieur de l'omoplate, on sent les vibrations au niveau de la partie mate; égophonie au-dessus de la ligne de matité.

Souffle dans les grandes inspirations.

Il y a de la respiration diaphragmatique. Apyrexie.

Les 24 et 25. Persistance des mêmes signes.

Le 26. Nouvelle ponction. On retire 1000 gr. de liquide.

Le 27. Sonorité encore imparfaite. Egophonie au tiers inférieur.

Le 28. Etat général bon. Vibrations thoraciques faibles; respiration faible; sonorité imparfaite.

Le 29. Même état.

1er juin. La sonorité quoique encore faible est revenue dans toute l'étendue de la moitié gauche du thorax; les vibrations et la respiration sont bien perçues.

Observation XL (Clinique de Trousseau).

Epanchement notable à gauche; troubles généraux graves. Insuffisance des vésicatoires, des purgatifs, des diurétiques donnés à haute dose. Syncope menaçante. Ponction. Guérison.

Mme L..., âgée de 54 ans, fut prise, le 10 ou 11 juillet 1861, d'un violent point de côté; sa respiration était anxieuse, haletante, gênée jusqu'à l'orthopnée.

Le 13 juillet. — M. Bonfils constatait l'existence d'un épanchement notable de la plèvre gauche. L'intensité de la fièvre et des troubles généraux annonçaient la gravité de la situation. *Les vésicatoires, les purgatifs, les diurétiques, les teintures de scille et de digitale données à haute dose, n'enrayèrent en rien les progrès de l'épanchement, qui augmenta avec une rapidité foudroyante.*

Le 18, cet épanchement remplissait la cavité pleurale, remontant jusqu'au niveau de la crête de l'omoplate, et déplaçant le cœur dont la pointe battait à droite de la ligne médiane du sternum. La matité était absolue de ce côté gauche de la poitrine où l'oreille n'entendait aucun bruit respiratoire. La tendance à la lipothymie s'étant manifestée, la syncope étant menaçante, la ponction de la poitrine fut pratiquée en ma présence, et 1750 grammes de sérosité s'écoulèrent par la canule du trocart.

Immédiatement après l'évacuation du liquide, la respiration s'entendait dans tout le côté affecté, et la percussion donnait de la résonnance là où auparavant il y avait de la matité absolue.

Le cœur avait repris sa place, et les accidents graves, si menaçants avant notre intervention, avaient disparu.

Le lendemain, l'état général de la malade était satisfaisant, la respiration s'exécutait avec une entière liberté. Je dois ajouter cependant qu'il s'était produit un peu de liquide; mais des badigeonnages à la teinture d'iode en amenèrent promptement la résorption, le neuvième jour après l'opération, la guérison était complète.

Observation XLI (thèse de M. Marcovitz).

Epanchement considérable à droite. Insuffisance des ventouses, des vomitifs, des vésicatoires. Indication de la thoracentèse. Mort.

D..., âgé de 22 ans, entre à l'hôpital de Lille le 2 juillet 1863.

Il est d'une bonne constitution et n'a jamais été malade avant son entrée au service; il souffre depuis cinq jours, se plaint de la perte de l'appétit et de toux; il n'accuse aucune douleur. On constate une gêne extrême de la respiration et les signes d'un épanchement très considérable du côté de la poitrine. Les bruits du cœur affaiblis sont perçus à gauche du mamelon. Pouls 128. Diète, ventouses scarifiées, potion nitro-stibiée.

Le 31. On applique un large vésicatoire.

Le 5. A la contre-visite du médecin, le malade n'offre rien de nouveau.

A 6 heures du soir, il prie l'infirmier de garde de lui faire son lit. L'infirmier le prend doucement dans ses bras, le dépose sur le lit voisin et s'empresse de satisfaire à son désir. L'opération terminée, il replace avec précaution le malade. Cinq minutes après D... se met sur son séant, secoue convulsivement la tête, puis retombe lourdement sur l'oreiller. L'infirmier accourt et ne retrouve plus qu'un cadavre.

Autopsie. — Le côté droit de la poitrine renferme 3 litres de sérosité citrine dans laquelle nagent quelques concrétions fibrino-albumineuses. Ces concrétions s'observent également sur la plèvre pariétale, mais principalement sur la plèvre diaphragmatique et viscérale, où elles forment une couche de 7 à 8 millimètres d'épaisseur.

Observation XLII (thèse de M. Marcovitz).

Pleurésie gauche ; épanchement considérable ; indication de la thoracentèse. On hésite à pratiquer cette opération et on applique un large vésicatoire. Mort dans un accès de suffocation.

C... (Pierre), âgé de 20 ans, commissionnaire, entré à l'hôpital Saint-Antoine, salle Saint-Louis, dans le service de M. Xavier Richard, que je suppléais à cette époque, 8 mai 1863.

D'une bonne santé habituellement, il fut pris il y a environ six mois, d'une pleurésie qui le retint au lit pendant trois semaines. Il avait repris ses occupations quand il y a environ un mois, il fut pris de nouveau de dyspnée assez intense pour être obligé de s'aliter. Huit jours avant son entrée, on reconnut un épanchement en ville. Sa pleurésie avait évolué assez sourdement.

Le 8. Au moment de son entrée, le malade est assis sur son lit, en proie à une dyspnée intense, la face est cyanosée. Le pouls peu développé est à 104. La toux est petite, sèche. On constate une matité dans tout le côté gauche ; absence des vibrations thoraciques ; absence complète du bruit respiratoire, excepté sous la clavicule où on entend un peu de souffle éloigné Respiration éxagérée à droite.

Le 9. Je trouve ce malade couché sur le côté gauche et je suis frappé de son état de dyspnée. Mon examen confirme les signes stéthoscopiques constatés la veille au soir par M. Fernel, interne du service. Il est évident qu'un épanchement considérable remplit le côté gauche de la poitrine et refoule le cœur à droite derrière sternum.

M. Xavier Richard, devant reprendre le service le lendemain j'hésitais à pratiquer la thoracentèse immédiatement, tout en faisant remarquer qu'elle était indiquée. Un large vésicatoire est appliqué.

Le lendemain 10 mars, le malade se dit soulagé, et la dyspnée est moindre que le jour précédent. Cette amélioration apparente semble continuer à la visite du soir.

Mais le lendemain, 11 mars, à cinq heures et demie du matin, au moment où le malade remontait dans son lit, en revenant de la garbe-robe, il est pris d'un accès de suffocation. L'interne de garde appelé immédiatement arrive juste à temps pour lui voir rendre le dernier soupir.

A l'autopsie on trouve la plèvre gauche distendue par un épanchemeut énorme évalué à 4 litres de sérosité citrine. Le poumon ratatiné est entouré d'une épaisse coque fibreuse.

La plèvre pariétale est épaissie et recouverte de nombreux produits fibroïdes aplatis, ayant quelques-uns le diamètre d'une pièce de 1 franc et un épaisseur d'un demi-millimètre, durs, résistants, offrant à la coupe un aspect qui rappelle celui du cartilage et composé d'éléments fibreux.

Observation XLIII (thèse de Grandgury, 1872).

Pleurésie aiguë du côté droit. Mort subite.

B... (Louis), 25 ans, garçon de café, entre le 21 novembre 1861 à l'hôpital Lariboisière, salle Saint-Louis, service de M. le Dr Duplay.

Le jour de son entrée, on constate de la matité en arrière dans la moitié inférieure du côté droit.

Le lendemain, 22, la matité existe dans tout le côté droit, et remonte, en avant, jusqu'à 10 centimètres au-dessous de la clavicule.

Prescriptions : 6 ventouses scarifiées, 2 verres d'eau de Sedlitz, diète, bouillon.

Le 22. L'épanchement atteint, en avant, le niveau de la clavicule. 20 gouttes de teinture de digitale.

Les jours suivants, l'état local est le même, le malade affirme se trouver mieux et demande à manger, cependant on constate toujours la même gêne respiratoire.

1er décembre. Syncope légère après un mouvement.

Les jours suivants, aucun changement appréciable dans l'état du malade. L'épanchement n'a pas diminué, malgré l'emploi de plusieurs larges vésicatoires.

Le 7. Un peu de délire pendant la nuit. Etat plus alarmant que la veille. Le pouls, régulier jusqu'alors, est petit, intermittent. A quatre heures du soir, en voulant prendre quelque chose dans sa table de nuit, le malade est pris de quelques mouvements convulsifs et meurt subitement

La première syncope, survenue au treizième jour de la maladie, témoignait de la gêne extrême de la circulation ; c'était un premier avertissement pour recourir à un traitement radical.

Quoique l'autopsie ne soit pas venue révéler la cause certaine de la mort, il est infiniment probable qu'elle a été le fait d'une syncope amenée par le refoulement du cœur à gauche. L'intermittence des battements du cœur et du pouls semble donner raison à cette manière de voir.

Observation XLIV (thèse de Grandgury. 1872).

Pleurésie subaiguë du côté droit. Mort subite.

Il s'agit d'une femme de 69 ans, d'une bonne santé habituelle, entrée à l'hôpital Lariboisière le 14 mars 1863. Depuis quelques semaines, elle est atteinte de douleur au côté gauche, avec un peu de toux et d'essoufflement.

Le jour de son entrée, l'épanchement n'existe qu'à la base de la poitrine et en arrière. Les jours suivants, malgré un traitement énergique (ventouses scarifiées, purgatifs, digitale, vésicatoire), l'épanchement augmente; il occupe, le 18 mars, les deux tiers inférieurs de la poitrine ; le 20, la matité se perçoit jusqu'à l'épine de l'omoplate, et en avant jusqu'à trois travers de doigt au-dessous de la clavicule, le cœur est un peu refoulé à droite. Cet état persiste avec des alternatives de mieux et de pire, jusqu'au 12 avril. Toutefois l'épanchement, loin de diminuer, a plutôt augmenté en avant. On songeait à la thoracentèse, et on attendait un symptôme d'oppression plus marqué, lorsque, le 13 avril, la malade mourut subitement.

A l'autopsie, on ne trouve aucune lésion importante autre qu'un *épanchement simple, considérable, qui comprimait fortement le poumon*. La mort avait été probablement le résultat d'une syncope.

Observation XLV (thèse de Chatelin, 1880).

Pleurésie latente du côté droit : vaste épanchement datant peut-être de sept à huit mois. Ponctions successives; amélioration.

B..., 36 ans, peintre en bâtiments, entre le 20 octobre 1879, salle Saint-Ferdinand, n° 14, hôpital de la Charité (service de M. Bernutz).

Pas de maladies antérieures, pas de tuberculose dans la famille, d'au moins en apparence. Constitution chétive ; pâle. En novembre 1878, contracte un rhume, crache un peu de sang, conserve une toux peu fréquente, avec expectoration insignifiante ; pas de retentissement sur l'état général. En mars dernier, à la suite d'un refroidissement, frisson intense, point de côté à droite assez violent pour l'obliger à se coucher pendant une dizaine de jours sur le côté gauche ; à partir de ce moment, le malade, par l'oppression et la diminution des forces, ne peut plus reprendre son travail ; décubitus latéral droit, état stationnaire depuis mars ; le malade qui n'a suivi qu'une médication insignifiante, entre à l'hôpital.

Le 21. Opression à peine appréciable au repos, se manifeste au moindre mouvement. Côté droit du thorax manifestement plus saillant. Circonférence 91 cent. dont 47 à droite ; sternum non devié du côté malade.

A droite, en arrière, matité de pierre depuis l'épine de l'omophate, submatité au-dessus et dans la moitié supérieure de la gouttière vertébrale, vibrations diminuées, d'autant plus faibles, qu'on se rapproche de la base où elles sont presque nulles ; respiration à timbre amphorique dans la fosse sus-épineuse, souffle expiratoire dans le tiers-moyen, maximum à la racine de la bronche. Silence dans le tiers inférieur ; retentissement sourd de la voix. Dans l'aisselle, matité dans toute la hauteur, souffle expiratoire seulement en haut. En avant, tympanisme creux, jusqu'à la deuxième côte, matité au-dessous, vibrations affaiblies, et d'autant plus que l'on descend (le frémitus vocal ne fait absolument défaut en aucun point); souffle à l'expiration sous la clavicule ; murmure confus plus bas. Le foie descend jusqu'à l'ombilic; palpation du bord antérieur douloureuse.

Cœur : la pointe bat dans l'aisselle au niveau du septième espace ; souffle systolique à la pointe, plutôt tricuspidien; pouls régulier, de peu d'amplitude, à la ligne de descente ondulée (tracé sphygmographique).

A gauche : craquements dans la fosse sus-épineuse.

Fonctions digestives bonnes, pas de fièvre. Vin diurétique de la Charité, 60 gr. Chiendent nitré, 4 gr.

Le 22. Première ponction ; trocart de Reybard, dans le septième espace, ligne de l'aisselle, résistance profonde, sensation de déchirure douloureuse ; la canule est maintenue profondément ; on introduit de nouveau la lance de trocart, et l'on enfonce brusquement de 1 cent. : écoulement médiocre, qui s'arrête bientôt ; à l'aide d'un stylet, on sent une résistance à l'extrémité de la canule. Aucune particularité après l'opération. On a retiré 290 cent. d'un liquide citrin. D. 1022 à 19°; pas de coagulum fibrineux ; dépôt blanc composé de globules blancs en dégénérescence graisseuse, et de quelques globules rouges déformés. Pas de modification dans les signes physiques, température normale.

Le 24. Au niveau de la racine de la bronche, le souffle a un timbre amphorique, comme sous la clavicule, mais la voix n'a pas ce caractère.

Le 25. *Deuxième ponction.* Avec l'aspirateur Potain, huitième espace, à 11 centimètres du rachis. Environ un litre en 10 minutes ; quelques quintes de toux assez vives, pas d'autres particularités. Le tracé du pouls a plus d'amplitude, le dicrotisme est net. On a retiré 905 cent. cubes, D. 1820 ; pas de coagulum fibrineux, dépôt assez abondant de flocons blancs jaunâtres de fibrine granuleuse et de globules blancs graisseux. Pas de fièvre. Le pouls jusqu'ici entre 90 et 110 ; ne dépasse plus, à partir d'aujourd'hui, 96 le soir, la respiration tombe de 26 à 22.

Le 26. Moins d'oppression. Circonférence : 89 cent. dont 46 à droite.

La fosse sus-épineuse est le siège d'une respiration bruyante avec bronchophonie forte; souffle à timbre amphorique jusqu'à la partie supérieure de l'aisselle ; pectoriloquie aphone nette dans la même étendue ; silence au-dessous. Le cœur et le foie ne sont pas déplacés d'une manière sensible. T. 37,2, P. 96, R. 24.

Le 29. Circonférence 88 cent. dont 45 à droite.

2 novembre. 87 — 45 —

Etat stationnaire. Le souffle du cœur, systolique, a son maximum sur le bord gauche du sternum, au niveau du quatrième espace.

Le 4. *Troisième ponction* (aspirateur), même espace, mais un peu en avant de la dernière ; au moment de la sortie de la lance du trocart il y a eu un léger sifflement aspiratif. 1100 cent. cubes ; toux quinteuse, on arrête l'évacuation ; les quintes persistent une minute ou deux.

Avant la ponction. T. A. G. 37,3 ; T. R. 37,9 ; P. 92 ; R. 23.
3/4 d'heure après. — 37,1 ; — 37,9 ; — 96 ; — 22.
3 heures — — 37,2 ; — 37,9 ; — 94 ; — 24.

Le 5. Le liquide jaunâtre, limpide, D. 1,018, a donné un dépôt de globules blancs graisseux.

Le 6. La température reste normale. Circonférence, 87 cent., dont 44 cent. à droite. Les vibrations vocales ont gagné en intensité dans la moitié supérieure de la poitrine ; le souffle est plus étendu ; on le perçoit s'affaiblissant jusqu'à l'angle inférieur de l'omoplate ; souffle bronchique intense dans la moitié supérieure de l'aisselle ; en avant, tympanisme creux jusqu'à la troisième côte, souffle bronchique. Le foie est remonté de plus d'un travers de doigt ; la pointe du cœur bat dans le sixième espace, et le souffle a disparu.

Le 11. Circonférence : 86 cent., dont 43,5 à droite.

Quatrième ponction (aspirateur). Les espaces intercostaux sont très rétrécis, deux fois la côte est piquée, à la troisième ponction, le trocart repousse une fosse membrane que rompt une secousse brusque. 930 cent. cubes, même aspect, même dépôt le lendemain. Avant la ponction : T. A. D. 36,6. T. R. 37,7 ; P. 90. R. 24.

Trois quarts d'heure après : T. A. D. 37,6 ; T. R. 37,7 ; P 76 ; R. 20.

Le 12. Circonférence, 85 centimètres, dont 43 à droite. A la suite des deux dernières ponctions, tiraillements dans tout le côté droit.

Les ponctions successives avaient donné jusque-là un résultat très satisfaisant ; il n'y avait pas trace de fièvre ; la composition de l'épanchement ne se modifiait pas, sinon que sa densité diminuait, mais aucun élément figuré nouveau n'apparaissait dans le liquide.

A ce moment, le malade, malgré nos instances, quitta l'hôpital, conservant encore un épanchement de plusieurs litres dans la plèvre droite.

Le dosage de l'urée avant et après chaque ponction a donné les résultats suivants :

La première ponction, fut pour ainsi dire, une tentative sans résultat.

Dans les vingt-quatre heures qui ont précédé la seconde ponction : 830 gr. d'urine; D. 1,020 ; réaction acide ; urée 11 gr. 17.

Dans les vingt-quatre heures suivantes: 2,200 c.c.; D., 1,018 ; réaction acide; urée, 31 gr. 02.

Le lendemain 27 octobre, 14 gr. 52.

Avant la troisième ponction : 1,500 c. c. ; D., 1,015 ; réaction acide; urée, 18 gr. 57.

Dans les vingt-quatre heures suivantes : 1,500 c. c. ; D., 1,020 ; acide ; urée, 18 gr. 05.

Avant la quatrième ponction : 1,325 c. c. ; D.. 1,016 ; acide ; urée, 18 gr. 41.

Le lendemain, 1,150 c. c. ; D., 1,915; acide ; urée 15 gr. 06.

La deuxième ponction a donc seule provoqué une modification très notable dans les urines : les autres n'ont donné aucun résultat. Toutefois, le taux de l'urée, après la deuxième ponction, s'est toujours maintenu plus élevé qu'avant cette évacuation.

CONCLUSIONS

1° La pleurésie franche aiguë doit être traitée énergiquement dès le début : l'expectation est dangereuse.

2° Le régime arabique a donné de mauvais résultats.

3° Les diurétiques, les purgatifs et les sudorifiques sont des moyens infidèles et ne peuvent à eux seuls constituer une méthode de traitement.

4° Appliquées dès le début, les ventouses scarifiées donnent d'excellents résultats : elles suppriment la douleur, diminuent la dyspnée et paraissent arrêter le travail d'exsudation. Elles doivent être préférées aux vésicatoires, lesquels sont formellement contre-indiqués au début de la maladie.

5° Dans les cas de complication bilieuse ou saburrale, la médication éméto-cathartique constituera un utile appoint à la médication antiphlogistique.

6° La durée moyenne des pleurésies franches traitées par les préparations hydrargyriques est relativement longue, et le malade est exposé à des accidents parfois difficiles à enrayer.

7° Dans la période fébrile, la thoracentèse ne doit être pratiquée que lorsque l'épanchement constitue par son abondance un danger pour le malade ; c'est une opération d'urgence qui ne modère nullement le travail d'inflammation de la plèvre.

8° Si le traitement médical a été infructueux, il faut ponctionner quelques jours après la chute de la fièvre et ne compter ni sur la résorption spontanée, ni sur l'influence des révulsifs.

INDEX BIBLIOGRAPHIQUE.

ANDRAL. — Cliniques médicales.

BÉHIER. — Leçons de clinique faites à l'Hôtel-Dieu, 1872.

BERRUYER. — Étude sur la thoracentèse comme moyen de traitement de la pleurésie aiguë (thèse de Paris, 1872).

BOUILLAUD. — Traité de nosographie médicale, t. II, 1846.

BROKOWSKI. — Des épanchements pleuraux simples et de leur traitement (thèse de Paris, 1872).

CHATELIN. — Étude clinique sur la thoracentèse dans la pleurésie (thèse de Paris, 1880).

FERNET. — Art. Pleurésie, in Dictionnaire de médecine et de chirurgie pratiques.

FOUCART. — De la mort subite ou rapide après la thoracentèse (thèse de Paris, 1875).

GRANDGURY. — De la mort subite dans la pleurésie (thèse de Paris, 1872).

FERRAND. — Étude clinique sur les rapports de la congestion pulmonaire et de la pleurésie aiguë avec épanchement (thèse de Paris, 1878).

JARRY. — Etude des révulsifs et en particulier du vésicatoire dans la pleurésie (thèse de Paris, 1876).

LAGARDE. — De la thoracentèse aspiratrice dans la pleurésie franche avec épanchement (thèse de Paris).

LEMAIRE. — De la pleurésie aiguë dans l'enfance (thèse de Paris, 1868).

LORME. — Considérations sur certaines pleurésies idiopathiques à forme subaiguë (thèse de Paris, 1870).

PETER. — Leçons de cliniques médicales (t. I, 1877).

POTEL. — Traitement médical et chirurgical des épanchements séreux de la plèvre (thèse de Paris, 1872).

TAULEIGNE. — De l'emploi de la pilocarpine dans la bronchite et la pleurésie (thèse de Paris, 1880).

TERRILLON. — De l'expectoration albumineuse après la thoracentèse (thèse de Paris, 1873).

Thoracentèse (Société médicale des hôpitaux, 1872).

Paris. — A. PARENT, imp. de la Fac. de médec., rue M.-le-Prince, 31.
A. DAVY, successeur.

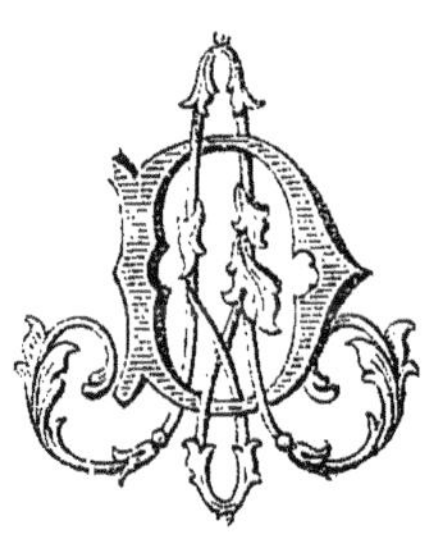

www.ingramcontent.com/pod-product-compliance
Ingram Content Group UK Ltd.
Pitfield, Milton Keynes, MK11 3LW, UK
UKHW021211220726
13924UKWH00003B/1461

9 782019 265182